PRINCIPES DE PHYSIOLOGIE

ET EXPOSITION DES

FORMULES DES FORCES VITALES

ou

INTERPRÉTATION DES MOTS CABALISTIQUES

ABRACADABRA

ABRACALAN, ABRASAXAS ET ABRASAX

Par J.-E. CORNAY,

Docteur en médecine de la Faculté de Paris, médecin du XI° bureau de bienfaisance de Paris
et de l'assistance publique à domicile ;
Membre correspondant de la Société des sciences, arts et belles-lettres de Rochefort-sur-Mer
et de la Société des sciences naturelles de la Charente-Inférieure ;
Membre correspondant étranger de l'Académie royale des sciences de Lisbonne, dans sa classe des sciences
mathématiques, physiques et naturelles ;
Membre correspondant étranger de l'Académie de Philadelphie ;
Membre de l'Académie nationale agricole, etc., de Paris, et de plusieurs autres Sociétés savantes ;
Membre de la Société impériale d'acclimatation ;
Membre correspondant de la section d'histoire naturelle de la Société de Douai.

PARIS

J.-B. BAILLIÈRE ET FILS,

LIBRAIRES DE L'ACADÉMIE IMPÉRIALE DE MÉDECINE,

Rue Hautefeuille, 19

—

26 JUIN 1862.

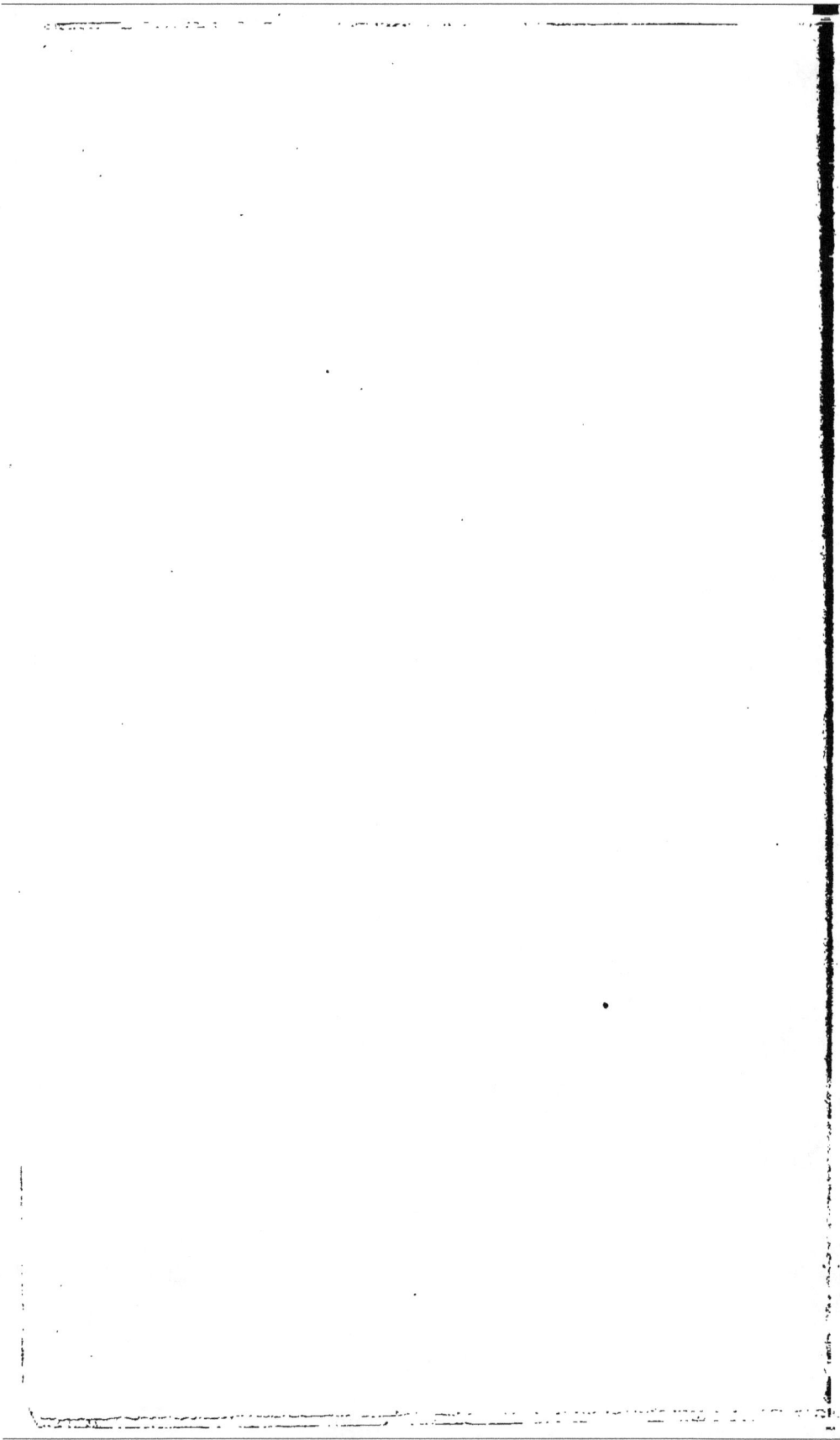

PRINCIPES DE PHYSIOLOGIE

ET EXPOSITION DES

FORMULES DES FORCES VITALES

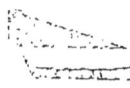

PRINCIPES DE PHYSIOLOGIE

ET EXPOSITION DES

FORMULES DES FORCES VITALES

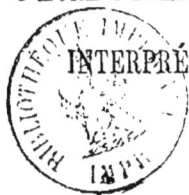

INTERPRÉTATION DES MOTS CABALISTIQUES

OU

ABRACADABRA

ABRACALAN, ABRASAXAS ET ABRASAX

Par J.-E. CORNAY,

Docteur en médecine de la Faculté de Paris, médecin du XIe bureau de bienfaisance de Paris
et de l'assistance publique à domicile ;
Membre correspondant de la Société des sciences, arts et belles-lettres de Rochefort-sur-Mer
et de la Société des sciences naturelles de la Charente-Inférieure ;
Membre correspondant étranger de l'Académie royale des sciences de Lisbonne, dans sa classe des sciences
mathématiques, physiques et naturelles ;
Membre correspondant étranger de l'Académie de Philadelphie ;
Membre de l'Académie nationale agricole, etc., de Paris, et de plusieurs autres Sociétés savantes ;
Membre de la Société impériale d'acclimatation ;
Membre correspondant de la section d'histoire naturelle de la Société de Douai.

PARIS

J.-B. BAILLIÈRE ET FILS,

LIBRAIRES DE L'ACADÉMIE IMPÉRIALE DE MÉDECINE,

Rue Hautefeuille, 19.

—

20 JUIN 1862.

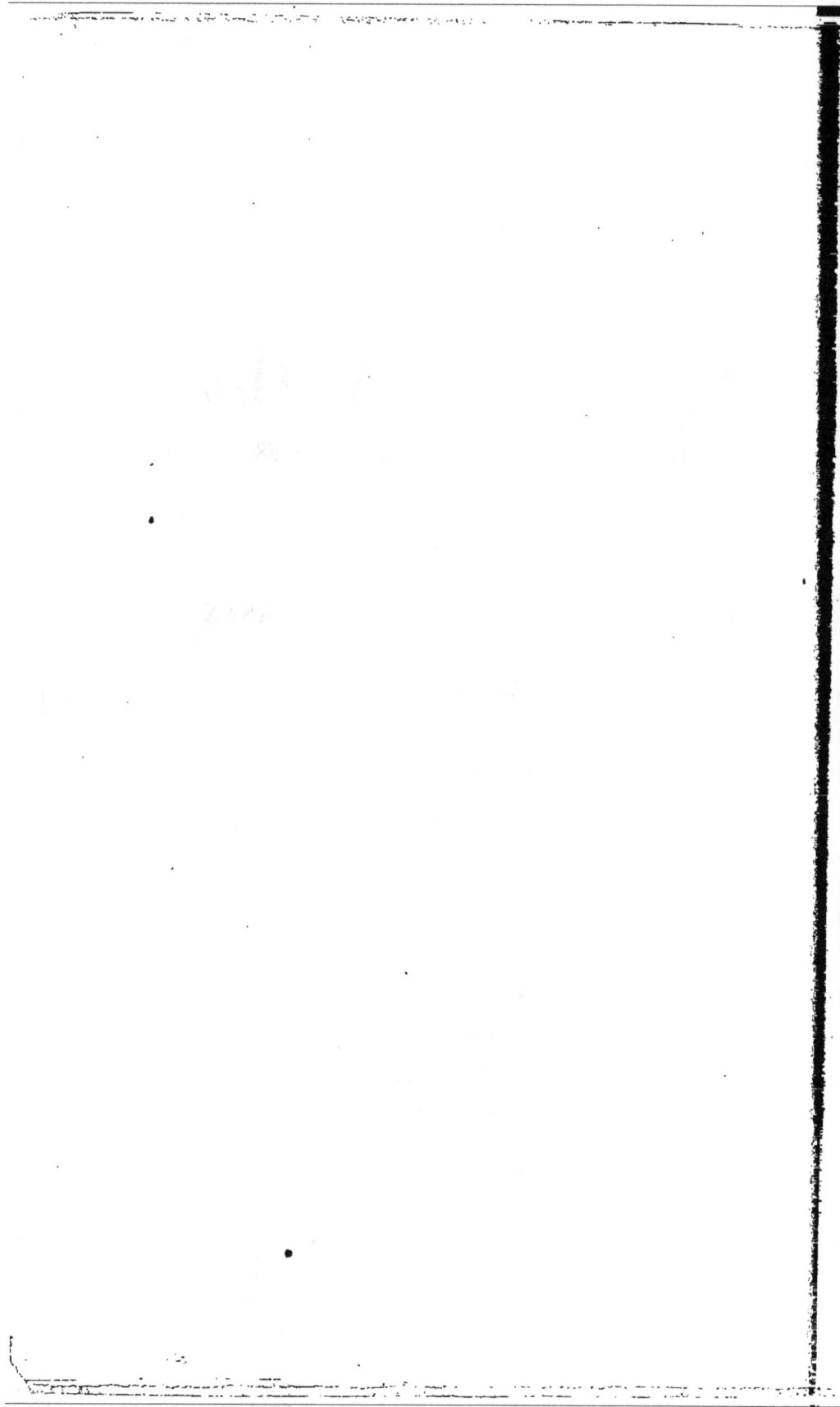

O vous, amis fidèles et savants, et vous hommes justes ou injustes qui cultivez ou ne cultivez pas les sciences, si vous désirez vous initier à des questions nouvelles et fondamentales de physiologie transcendante, lisez cet opuscule : il vous donnera ou une joie sincère, ou fera naître en vous cette émotion triste et connue qui siége à la place du cœur !

Jeunes physiologistes, que l'attention guide votre esprit; vieillards, enfermez-vous en silence !

La moisson est belle aujourd'hui, et pour nous c'est un jour de fête : n'est-ce pas celui de la divulgation de notre découverte des formules des forces vitales et de nos explications de ces formules ?

Lisez et relisez ces légendes mystérieuses et leurs explications, que nous saurons perfectionner. Comme *formules des forces*, elles renferment et expriment les principes de la physiologie transcendante particulière et universelle, et nous annoncent aussi son large avenir, car elles révèlent la connaissance des nombres dans les origines, les incarnations, les mouvements, les nutritions, les assimilations, les excrétions, les évolutions, les circulations, les circuits, les repos, les fixations, les distributions, les propriétés, les genèses, les générations, les reproductions, les décompositions, les équilibres, les déformations, et dans tous les phénomènes physiologiques, chez les espèces matériales, végétales, animales, et chez l'homme, et aussi bien dans l'univers que dans les créations limitées placées près de nous.

Faut-il vous dire que ce travail fait faire à la physiologie française un tel pas en avant, que désormais aucun pays ne pourra disputer au nôtre dans la philosophie de la nature la gloire d'un éternel commandement?

J. E. CORNAY.

GÉNÉRALITÉS.

—

On a souvent répété que le mouvement de la vie
générale formait un circuit, on disait un cercle (1).
Les Égyptiens et aussi les Phéniciens, qui, eux, ha-
bitaient la côte de la Syrie, représentaient la vie
par la circonférence formée du serpent qui se mord
la queue ; ils avaient raison, les Égyptiens et les
Phéniciens ; donnons-en notre explication, elle est
certaine. D'abord cet animal, se mordant la queue
en formant un anneau symbolique ou une circonférence de cercle, pouvait exprimer la force giratoire
et le serpent, qui, parmi les serpents, possède six
fois vingt accords dans ses systèmes, présente par
conséquent 120 points organiques formés à leur dé-

(1) De nos jours, les matérialistes aussi renferment, mais fatale-
ment dans une sorte de circuit circulatoire la matière, en la décla-
rant éternelle. Leurs circonlocutions n'arrivent qu'à ce que nous
appelons en logique un cercle vicieux, car ils veulent prouver la vie
par elle-même, ce qui n'est que le résultat d'un vice de raisonne-
ment, qui conclut par la proposition à démontrer, ou qui offre
pour preuve exacte ce qu'il s'agit de prouver. Nous les avons imités
dans notre *Morphogénie* en faisant reposer la genèse sur l'électricité
dite la créatrice ; nous y avons régularisé et exagéré leur hypothèse
jusqu'à ses dernières limites, afin que dans le nouveau livre que
nous venons de publier, intitulé : *Exposition de la loi divine d'harmonie, ou Traité de la distribution des espèces de la nature*,
nous puissions détruire à jamais, en physiologie, les idées d'existence
et de vie générale reposant sur une origine matérielle et tangible.

but, pendant les états embryonnaire et fœtal, de 360 rayons vitaux constituants.

Le nombre de 360 n'est-il pas celui de la circonférence de la terre en degrés, à la surface de laquelle s'exerce la vie sous toutes les formes? Maintenant, si l'on multiplie la circonférence de la terre en degrés par son diamètre, n'obtient-on pas $360 \times 120 = 43,200$ degrés à la surface de la sphère terrestre formés d'accords trinitaires et vitaux ?

Ce que nous venons de dire serait fictif, si l'on ne concevait pas ces accords vitaux terrestres comme des faisceaux ou des gerbes partant du centre sous la forme de pyramides à trois faces, dont les bases à la surface terrestre auraient la largeur d'un degré au point de l'émission des rayons d'accords. La surface de la terre est donc la surface équationnelle de la genèse.

L'équateur magnétique ne peut être que la ligne, le plan ou le cercle naturel équationnel des fluides chimiques terrestres.

D'après ces dernières considérations on se trouve dans la vérité et l'on peut comprendre le nombre immense des rayons chimiques et organiques du globe terrestre en particulier (1), et la somme énorme

---

(1) Voyez l'immense quantité de rayons chimiques et de rayons organiques, répartis en accords, qui existent dans tous les globes de l'univers et entre les globes et à leur surface, et qui vont d'un globe à l'autre, en établissant la mutation perpétuelle de la matière, et par conséquent la migration des âmes matérielles.

de vie qui circule à son équateur, à sa surface et
même à son intérieur, et les rapports génésiques
des rayons terrestres et des rayons solaires et ceux
des astres à sa surface.

Si l'on multiplie 43,200 par les deux forces active
et passive ou organique et chimique élevées au tiers
du rayon ou décimalisées, on a $43,200 \times 20 = 864,000$
accords ou points génésiques. A la sphère
organique; plus une sphère a de dimension, plus les
faisceaux des rayons sont larges à la base. La largeur des faisceaux de rayons à leur base est donc
proportionnelle au diamètre de la sphère. On voit
donc bien que les Égyptiens et les Phéniciens avaient
raison de dire que le serpent qui se mord la queue,
en formant un cerceau, symbolisait le circuit vital
ou la vie; il exprimait très-bien aussi que là où la
vie finit, la vie commence.

Notre interprétation des mots cabalistiques
ABRACADABRA, ABRACALAN, ABRASAXAS et
ABRASAX, va nous donner d'assez hautes connaissances pour fournir la preuve que les moyens tra-
ditionnels symboliques que nous a légués sans explication aucune l'antiquité la plus reculée, ont eu
leur raison d'être, et qu'ils méritent tout notre res-
pect, tout notre intérêt et toutes nos investigations
attentives, puisqu'ils viennent contrôler dans nos
mains nos études particulières sur les lois naturelles et sur la genèse.

Les questions qui tiennent des mystères de la
cabale (1) hermétique sont donc très-importantes
à étudier pour le physiologiste, et l'on voit maintenant que la physiologie aidera les autres sciences,
telles que l'astronomie, par exemple, qui en est encore à l'attraction et à la pesanteur, utiles quoique
à étudier sous cette forme, mais qui ne sont que les
résultats des forces, qui elles-mêmes ne sont que
les résultats des courants fluides dans leurs rapports avec les fluides fixés dans les corps.

La physiologie aidera l'astronomie, qui s'occupe
déjà des mesures de parcours et des distances des
astres, des mesures et de la description, de la forme,
de la couleur, de la densité des astres et de leurs
taches, de nommer les corps célestes, de les découvrir, de l'indication des temps relatifs, des phénomènes météorologiques constatés ; les astronomes
appliquent leurs connaissances et les utilisent aux
relations des hommes et des êtres à la surface du
globe.

Les nôtres feront connaître la vie générale, la genèse, la génération, la reproduction, la nutrition, la
circulation partielle et générale des fluides ; elles
serviront à la protection des espèces végétales et
animales et des hommes, en particulier, qui abusent
toujours des forces de la nature dont ils disposent

---

(1) Kaballah, hébreu, complot, intrigue, d'où la cabale : étude
philosophique mystérieuse à tradition symbolique.

suivant leur caprice, et dont ils détruisent parfois l'équilibre en eux et en dehors d'eux.

Nos connaissances aideront dans les questions de météorologie; on connaîtra les fluides chimiques et organiques, leurs mouvements, leurs réunions, leurs alliances, leurs accords, leurs circuits fixes, leurs anses, leurs polarisations, leurs émissions, leurs équilibrations, leur équilibre et leur défaut d'équilibre.

Voilà des connaissances si précieuses que les plus exclusifs seront obligés de se rendre à l'évidente utilité de ces questions pratiques, dans lesquelles la théorie conduit à la réalité des faits; car la théorie seule peut tout faire connaître dans les infiniment secrets, les infiniment fugaces, quand il s'agit de rayons fluides inappréciables à nos sens.

Ce sont les études pesées, sages, réfléchies, qui nous ont amené, dans cet ordre de travaux, aux plus grandes découvertes que nous pouvions espérer, que nous avons publiées, que nous publions aujourd'hui dans cet opuscule et que nous publierons plus tard.

Nous sommes sur la voie des vérités les plus cachées; il nous était réservé de lire les hiéroglyphes de la nature chez les espèces.

Cette voie des vérités cachées, nous ne l'abandonnerons plus!

L'analyse, la synthèse, l'expérimentation quand elle fut possible, l'induction, le calcul, la logique, la méthode, nous ont livré des déductions si heureuses, qu'elles sont préférables à tous les trésors, car elles renferment toutes les origines.

Amour du travail qui part du cœur dans le but de l'humanité, inspire et conduis-nous toujours dans la liberté de notre conscience à travers tous les obstacles! Feu sacré, brûle sans cesse en notre âme! Science sainte, vestale immaculée, laisse encore parcourir les plis nombreux de ta robe pure et inattaquable à cette flamme vive qui gît là aussi dans notre tête!

Le 1er janvier 1862.

J. E. CORNAY.

PRINCIPES DE PHYSIOLOGIE

ET EXPOSITION

DES

FORMULES DES FORCES VITALES

OU

INTERPRÉTATION DES MOTS CABALISTIQUES

ABRACADABRA

ABRACALAN, ABRASAXAS ET ABRASAX.

> Ces mots magiques, probablement empruntés
> aux prêtres d'Isis ou à ceux d'Hermès, et cha-
> cune de leurs lettres étaient des symboles et
> des signes algébriques symboliques avec lesquels
> ces philosophes cabalistes représentaient les lois
> naturelles dont nous pensons qu'ils possédaient
> la science complète.
> J. B. CORNAY.

Nous disons qu'en ce monde rien n'est futile, et que tout a eu un but dans tout ce que les hommes ont fait.

Leurs représentations mystérieuses et leurs idoles cachaient aux profanes les connaissances supérieures que les castes sacerdotales possédaient sur les lois universelles. Les simulacres et les images (1) offerts à l'adoration, ce

---

(1) L'art de commercer avec les peuples élémentaires, les sylphes, les gnomes, les ondins, les salamandres et les esprits, de la philosophie hermétique, que les ignorants ou les castes opposées ont prétendu et déclaré imaginaire et chimérique, que les charlatans ont

qui constituait le paganisme et l'idolâtrie, voilaient cependant les lois les plus vraies de Dieu, les lois les plus sacrées de la nature, à ceux que l'on maintenait dans l'ignorance de la foi et éloignés de l'initiation.

Mais à quoi servaient les sacrifices? Était-ce à satisfaire et à marquer la loi de destruction qui indique l'immuable fin du symbole matériel, végétal ou animal, qui pèche par la mauvaise équation des forces dans l'espèce, la forme (1) ou l'esprit? Était-ce pour satisfaire au rachat d'une mauvaise incarnation ou à celui du défaut d'équilibre dans la nature?

Cette loi humaine du rachat (2) par la mort ou par le

exploité et exploitent encore par les absurdes tables tournantes, les spirits, etc., etc., cet art était une réalité : c'était l'étude des principes élémentaires, matériels, impondérables représentés sous des noms symbolisant leurs modes divers; c'était l'étude des forces dans la nature, prises sur le fait apparent. Les anciens n'avaient aucun intérêt à se livrer à des études imaginaires ; tout ce qu'ils ont émis de symboles représentait des vérités.

Il en est de même des noms des êtres écrits au ciel, qu'ils disaient avoir des rapports efficaces avec ces êtres ; n'était-ce pas la plus haute conception de la philosophie, la conception des êtres en soi et en Dieu ? Ils avaient cette haute connaissance, la plus sublime de toute la philosophie naturelle. Nous allons donc faire revivre ouvertement la philosophie hermétique, que les cabalistes avaient eu le tort de cacher sous des images inexpliquées.

(1) Que ce soit à propos du mélange des héritages ou du mélange des formes, peu importe ! Voici ce que dit Moïse dans *les Nombres :* « Les filles se marieront à qui elles voudront, pourvu que ce soit » dans leur tribu (chapitre XXXVI, verset 6). » Les espèces doivent aussi se marier par omaimogamie, c'est le mariage de la nature.

(2) Les hommes doivent pouvoir se racheter par le repentir; ils ne doivent point être tués ni servir d'aliment; ils doivent être libres de tout engagement forcé, être protégés dans leurs faiblesses, dans leurs besoins, dans leurs aspirations sages; il serait bien de tout organiser pour les mettre dans l'impossibilité de faire le mal ou de se nuire ; on ne doit point se contenter de punir les fautes quand elles sont commises.

sacrifice était toujours un grand abus; et de quel droit cet abus? Le rachat par la mort n'appartient qu'à la nature et à Dieu. Il y a eu beaucoup d'abus dans l'antiquité; cependant Moïse a dit : *Non occides*, ce qu'il n'exécutait pas lui-même.

L'humanité s'est constamment remuée pour trouver son équilibre, et la Grèce du temps de Platon, qui fut l'école de l'esprit humain, parvint-elle enfin à établir la discussion philosophique, qui introduisit une ère réellement nouvelle pour l'homme, dont l'intelligence était écrasée jusque-là sous le faste des symboles monumentaux et sacerdotaux inexpliqués des Assyriens, des Égyptiens, des Syriens et des autres peuples du monde connu, et sous un despotisme impossible.

Dans ces temps éloignés, on pouvait dire, en présence de cette splendeur des monuments symboliques et de cette compression :

Force active : les prêtres conservent, savent, jouissent, admirent et commandent;

Force passive : les peuples dépensent, ignorent, souffrent, implorent et travaillent par le fouet et le glaive.

Le travail est réellement une loi individuelle et temporaire, car l'individu, quel qu'il soit, doit pouvoir s'élever en intelligence et en position.

Dans les mains du sacerdoce absolu, cette loi du travail devenait une loi inflexible et à vie pour chaque individu dans ces sociétés immobiles.

Quoi qu'il en soit, depuis longtemps nous recherchions ce qui avait pu porter les prêtres égyptiens, juifs et syriens, etc., qui étaient loin d'être ignorants, à grouper

d'une certaine manière les lettres des mots (1) ABRACA-
DABRA, ABRACALAN, ABRASAXAS, ABRASAX.

Dès notre jeunesse médicale, nous avions voulu saisir le
sens de ces mots mystérieux, ayant lu dans le *Dictionnaire
étymologique* de MM. Jules Cloquet, Hippolyte Cloquet,
Orfila, Béclard et Chomel, ce qui va suivre :

1º ABRACADABRA (antiquité médicale), suivant Selden,
c'est le nom d'une ancienne idole des Syriens, qui, étant
prononcé et répété dans une certaine forme et un certain
nombre de fois, était supposé avoir la vertu de guérir les
fièvres et de prévenir plusieurs maladies ; quelquefois on
en disposait, sur un papier ou sur une amulette, les lettres
de la manière suivante :

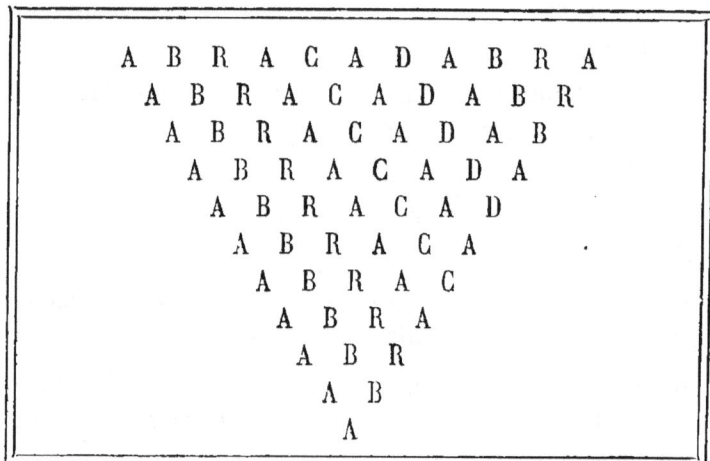

```
A   B   R   A   C   A   D   A   B   R   A
  A   B   R   A   C   A   D   A   B   R
    A   B   R   A   C   A   D   A   B
      A   B   R   A   C   A   D   A
        A   B   R   A   C   A   D
          A   B   R   A   C   A
            A   B   R   A   C
              A   B   R   A
                A   B   R
                  A   B
                    A
```

(1) La vertu occulte attribuée à certains mots étudiés est exacte ;
lorsque ces mots et leurs lettres sont des signes conventionnels
algébriques représentant symboliquement des faits, ils ont la vertu
d'exprimer ces faits à ceux qui sont initiés ; les autres hommes les
honorent dans leur foi sous la parole des savants. Il n'en est pas
de même des mots quels qu'ils soient sans signification, employés
par les charlatans dans un but de tromperie, de domination et de
lucre honteux vis-à-vis de gens ignorants et crédules.

2° ABRACALAN (antiquité médicale), terme cabalistique auquel les juifs attribuent la même vertu qu'au mot ABRACADABRA (Hippolyte Cloquet).

3° ABRASAXAS et ABRASAX (philosophie médicale), termes magiques tirés de Basilide l'Égyptien ; pour en obtenir de l'effet, il fallait les inscrire à la circonférence d'un cercle (Hippolyte Cloquet).

Voici tous les renseignements que nous possédions sur ce sujet, et jamais nous n'étions parvenu à l'interprétation de ces mots extraordinaires.

Depuis que ce travail est fini (1), nous avons consulté les livres qui traitent des choses de l'antiquité ; nous avons pu constater que Basilide et ses disciples cabalistes, nommés basilidiens, n'avaient point livré leurs connaissances philosophiques autrement que sous des figures symboliques qu'ils mêlaient aux questions religieuses en faisant adorer leurs symboles sculptés, et que cette manière de procéder les avait fait tyranniser et rejeter.

Cependant, les figures symboliques nombreuses sous le nom d'ABRAXAS ou d'ABRASAX, que nous avons été à même d'étudier, nous ont prouvé qu'ils connaissaient les forces de la nature, qu'ils ont représentées sous des figures bizarres, mais expressives de ces forces, du nombre de leurs accords et de leurs qualités.

Ces personnifications composites formées de divers membres d'animaux devenaient des dieux intolérables, ainsi que

(1) En recopiant notre manuscrit, nous ajoutons jusqu'à *Quoi qu'il en soit,* tous les paragraphes suivants, qui nous sont inspirés par la lecture des auteurs que nous avons consultés postérieurement à la terminaison de notre travail, ce qui n'a dérangé aucun fait de notre interprétation, sans y ajouter et sans y ressembler, personne n'ayant fait d'études sur la genèse.

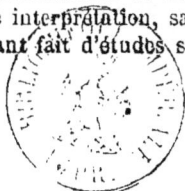

le diablé et ces différents anges symboliques que les cabalistes ont imaginés, et qui indiquaient et symbolisaient
suivant nous les divers éléments de la vie.

Le plus grand tort des basilidiens a été de cacher leurs
études et leurs découvertes sur la philosophie naturelle;
ils connaissaient les premiers éléments de la nature aussi
bien que les prêtres juifs et égyptiens; il leur suffisait sans
doute de se comprendre entre eux, puisqu'ils tenaient leurs
mystères à l'abri de la curiosité publique.

Si les basilidiens avaient livré leurs secrets, ils pre-
naient rang parmi les physiciens, les mathématiciens et
les naturalistes.

Dans l'antiquité, toutes les sectes religieuses ou philosophiques voulaient avoir leurs dieux particuliers pour en
retirer quelque avantage : on a exploité un peu partout
cette pauvre humanité.

Cependant, il est difficile d'admettre que ce fut dans un
but d'exploitation que l'on a taillé en Égypte ces pyramides
et ces sphinx dont les sommets et les têtes s'élèvent jusqu'aux nuages, et ces Thèbes immenses dont Dieu seul
pouvait inspirer la conception et l'exécution pleines de
piété et de splendeur.

L'école des mystères a eu des torts, mais il y a eu aussi
des avantages dans les images, les sculptures, les statues
et les monuments symboliques, car sans eux nous ne con-
naîtrions que peu de chose de cette antiquité reculée; les
papyrus sont détruits, les pierres symboliques ou leurs fragments nous sont restés.

Toujours est-il que nous n'avons rien trouvé dans les
auteurs que nous avons compulsés qui puisse ressembler
à ce que nous allons dire sur les mots Abracadabra, Abracalan, Abrasaxas et Abrasax, qui pour nous sont évidem-

ment les formules algébriques sacrées des forces de la nature. Cette interprétation, la seule possible de ces mots symboliques de l'antiquité cabaliste dont les diverses écoles siégeaient en Assyrie, en Égypte, en Judée et en Syrie, devient par nos explications une découverte des plus utiles pour la science de notre époque qui ne possède actuellement aucune formule algébrique des forces naturelles.

Quoi qu'il en soit, c'est depuis nos derniers travaux sur la genèse matérielle (1) que nous avons pu faire ressortir de ces termes bizarres une suite de faits des plus importants qui jettent le plus grand jour sur nos propres études et qui les contrôlent.

Cela n'est jamais arrivé que des travaux de physiologie fassent découvrir la haute portée des mots mystérieux du paganisme et qu'ils soient en même temps confirmés et contrôlés par les formules que cachent ces mêmes mots cabalistiques, dont le sens n'a jamais été connu que des adeptes et fut oublié depuis peut-être deux mille ans. Quel nouvel et vaste horizon nous venons d'ouvrir à la physiologie française, à la gloire de notre pays (2)!

Voici comment nous avons procédé dans nos recherches :

D'abord nous nous sommes dit que le mot Abracadabra, donné en nom à une idole livrée par des docteurs syriens évidemment instruits à l'adoration des populations,

_____

(1) *Principes de physiologie et exposition de la loi divine d'harmonie, ou Traité de la distribution des espèces dans la nature*; grand in-18, Paris, 1862, par J.-E. Cornay.

(2) Les cabalistes avaient donc une méthode pour procéder à la constatation, à la découverte ou à l'expression des lois naturelles; c'est cette méthode que nous avons su découvrir et expliquer dans les mots Abracadabra, Abracalan, Abrasaxas et Abrasax.

ne pouvait être qu'une formule algébrique symbolique (1) de la loi naturelle, puisqu'il s'agissait de guérison
de maladies.

D'ailleurs nous savions que la cabale judaïque ou théologique, ainsi que la cabale hermétique (2) ou médicale,
transmettaient les connaissances par la tradition, mais par
la tradition voilée sous des figures représentatives ou
symboliques des faits ; que la cabale hermétique ou médi·
cale était l'art de connaître les propriétés occultes des
corps et par suite aussi les lois naturelles.

Que les adeptes cabalistes se seraient bien gardés de
faire connaître ces lois aux profanes! car suivant eux les
mots mystérieux étaient efficaces, mais ils perdaient leur
vertu chez le peuple par la traduction du mystère, et cela
était peut-être vrai pour les malades puisque l'on avait
alors peu de remèdes pour les maux des populations et
pour guérir les maladies (3).

On connaissait les lois naturelles; on savait bien, pen-
sons-nous, qu'il fallait rétablir l'équilibre, l'équation des
forces; mais lorsque cet équilibre des forces était rompu,

(1) Le mot algèbre vient, dit-on, de *al*, *le*, et *Geber*, mathéma-
ticien arabe, ou de *algiabarat*, rétablissement. Il est évident maintenant que l'algèbre est antérieure aux Arabes; ils ont pu perfectionner le calcul algébrique qui vient de la plus haute antiquité.
L'algèbre est la science des quantités, des propriétés et des gran-
deurs représentées par des lettres-symboles.

(2) Nous pensons que pour les cabalistes, Mercure, sous le nom
d'Hermès, représentait ce que nous nommons la matière, notre
principe légal des corps. En effet, il était l'interprétation, le messa-
ger des dieux ; il devait représenter la substance et la loi sous le
nom d'Hermès, d'autant plus qu'il est muni d'ailes équationnelles.

(3) Ainsi Quintus Serenus Samonicus, médecin basilidien, faisait
réciter le mot et adorer l'idole Abracadabra pour obtenir la guérison
des fièvres ; quelle thérapeutique !

souvent on ne pouvait pas y remédier, manquant des connaissances médicales que nous possédons aujourd'hui. On faisait pour le mieux alors en livrant le malade à l'adoration des idoles et des talismans, et de leurs noms mystérieux et vénérés, ce qui prêtait à l'imagination et à la foi; c'était tout simplement abandonner la maladie à la nature, dont les lois se rétablissent parfois d'elles-mêmes dans l'équilibre qui naît de la perturbation même des fièvres, pendant lesquelles nous devrions savoir que l'homme excrète les fluides, les gaz, les liquides et les solides en excès dans son organisme; les forces peuvent donc s'y équilibrer par une sorte de *coction*, ce qui a donné naissance à cet adage : *la nature est médecin.*

Partant de l'idée de formule algébrique, nous avons donc découvert que le mot Abracadabra, écrit et décomposé comme Selden nous indique qu'il était ordonné de le transcrire pour guérir les fièvres (c'est-à-dire en le répétant par lignes horizontales et en supprimant toujours une lettre à son extrémité de droite, de manière à former onze lignes superposées, la dernière n'étant formée que de l'A initial, le mot n'ayant que onze lettres), n'est autre chose qu'une formule symbolique représentant l'équilibre ou l'*équation des forces actives ou organisantes* et l'*équation des forces passives ou organisables*. C'était donc la formule de l'*équation vitale des forces constituantes*, c'est-à-dire une formule d'une proportion complexe de composants progressionnels actifs et passifs placés de chaque côté de centres équationnels d'activité et d'alliances vitales. Voici ce que représente Abracadabra. *Cette connaissance est un grand événement, car maintenant nous avons une formule algébrique des forces.*

1° En effet, la lettre terminale de droite de chaque

ligne horizontale est le centre d'une équation particulière, en sorte que ces équations superposées forment, de haut en bas, une progression décroissante d'équations dont chaque ligne horizontale et la ligne oblique correspondante et descendante du côté droit forment les deux membres de chaque équation par égalité de quantités situées triangulairement.

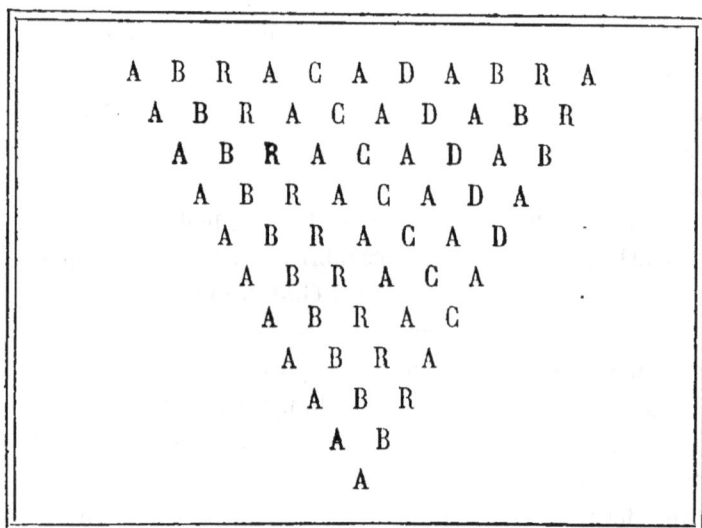

```
A  B  R  A  C  A  D  A  B  R  A
   A  B  R  A  C  A  D  A  B  R
      A  B  R  A  C  A  D  A  B
         A  B  R  A  C  A  D  A
            A  B  R  A  C  A  D
               A  B  R  A  C  A
                  A  B  R  A  C
                     A  B  R  A
                        A  B  R
                           A  B
                              A
```

2° En étudiant de gauche à droite les lignes obliques descendantes des A^5, des B^2, des R^2, des A^4, des C, des A^3, des D, des A^2, des B^1, des R^1, de l'A^1, on voit que chacune de ces lignes de lettres de même nom représente une *équation des diverses quantités de la même qualité* dans chaque ligne. Ces quantités fournissent donc des *qualités toniques* ou de *diverses tonalités*.

Voici la formule, on peut le constater.

Formule des diverses tonalités de la même qualité dans chacune des onze qualités.

11	10	9	8	7	6	5	4	3	2	1

A^5 b^2 r^2 a^4 c A^3 d a^2 b^1 r^1 A^1

   a b r a c a d a b^x r 1 Unité trinitaire principe mâle.

   a b r a c a d^x a b 2 tonalités femelles.

   a b r a c^x a d a 3 tonalités mâles.

   a b r^x a c a d 4 tonalités femelles.

   A b r a c A 5 tonalités mâles.

   a b r a c 6 tonalités femelles.

   a b r a 7 tonalités mâles.

   a b r 8 tonalités femelles.

   a b 9 tonalités mâles.

   A 10 tonalités femelles.

   11 tonalités mâles ou femelles.

Ainsi l'A^e équationnel, du milieu de la ligne oblique des A^s, est le centre des qualités toniques des A^s, distribuées en équation par égalité de quantités composantes placées de chaque côté de l'A^e équationnel du milieu de la ligne des A^s; il en est ainsi des autres lignes composées de lettres de même nom.

3° Abracadabra triangulé exprime les six propriétés de la genèse, savoir : la généralisation, la distribution, l'ordinalisation, la spécialisation, la spécification, la tonalisation, par les cinq progressions équationnées en $>$ emboités, ayant leurs pointes terminales tournées du côté droit en R^x, en C^x, en D^x, en B^x, en A^i à droite, suivant la ligne centrale de l'A^e équationnel à l'A^i et par l'équation tonique des A^s; les branches de ces équations se rendent toutes à la ligne des A^s.

En étendant sur des lignes droites horizontales superposées les six progressions équationnelles symboliques des propriétés de la genèse, on obtient d'Abracadabra la formule suivante :

Formule algébrique symbolique des six propriétés de la genèse.

FORCE PASSIVE.		FORCE ACTIVE.	
A	A⁵ b r a c a d a b r	A¹	r b a d a c a r b A⁵ 10
B	a b r a c a d a	bˣ	a d a c a r b a 8
C	a b r a c a	dˣ	a c a r b a 6
D	a b r a	cˣ	a r b a 4
E	a b	rˣ	b a 2

Ligne équationnelle

Nombre de la substance
immatérielle 30

| F A⁵ a a a a | Aᵉ | a a a a A⁵ |

A est la *progression générale,*
B est la *progression distributive,*
C est la *progression ordinale,*
D est la *progression spéciale,*
E est la *progression spécifique,*
F est la *progression tonique* ou *omaimienne.*

Cette formule, composée de six équations, représente du côté gauche les six progressions proportionnelles de la force passive ; du côté droit, les six progressions proportionnelles de la force active.

En négligeant la force passive, on additionne les termes des cinq progressions proportionnelles de la force active, ce qui donne leurs rapports dans la genèse, savoir : 10, 8, 6, 4, 2, = 30, la substance immatérielle.

En ajoutant au nombre 30 les six termes de la ligne équationnelle que l'on a négligés, cela donne 36 termes. Maintenant, si on multiplie 36 par 10 qui est le nombre des dix qualités de la force active, $36 \times 10 = 360$, c'est le circuit vital.

On obtient le nombre de 360 qui est celui du cercle vital de la force active qui, multiplié par son tiers, fournit ($360 \times 120 = 43,200$); le nombre de 43,200 est la surface de la sphère vitale de la force active.

Dans ce calcul on paraît négliger la sixième progression, la progression proportionnelle tonique, ce qui n'est pas, car elle a été comprise dans l'addition par la ligne oblique des A^5 située à droite de cinq membres des cinq équations génésiques.

Examinons les six équations qui donnent les propriétés de la genèse et exposons ce qu'elles expriment.

A. — A^5bracadabrA^irbadacarbA^5 ou abracadabra équationné, exprime *la généralisation ou la progression générale*, parce qu'il contient en lui-même et dans l'angle que forment ses deux membres dans la formule triangulée, tous les termes ou accords génésiques, c'est-à-dire 66 accords. En effet, $11 + 11 = 22 \times 3$ éléments d'accord $= 66$ termes ou accords.

B. — A^5bracadaB^xadacarbA^5 ou abracadab équationné, exprime *la distribution ou la progression distributive*, parce qu'il contient et représente la force active et la force passive qu'il distribue en 45 termes, en laissant dans le côté droit de la formule r A^i formule de la force active et passive, ou cinq accords qui, multipliant 9 termes toniques, fournissent $5 \times 9 = 45$ termes. En effet, abracadabadacarba donne $8 + 8 = 16 \times 3$ éléments d'accord $= 48 - 3$

éléments d'accord multiplicateur = 45 termes ou accords de la force active et de la force passive, ou mâle et femelle ; on néglige dans le calcul le B principe équationnel des forces.

C. — AbracaD'acarbA ou abracad équationné, exprime l'*ordinalisation ou la progression ordinale*, parce qu'il fournit ou détermine la *proportionnalité* et la *progressionnalité* de la force active et celles de la force passive dans chaque terme. Il indique donc l'*ordre dans la substance distribuée*, dont il laisse comme indication, dans l'angle droit de la formule générale, la formule A b r a (ou

$$\begin{array}{c} \text{a b r} \\ \text{a b} \\ \text{a} \end{array}$$

Isis triangulée), représentant la *substance indéterminée, non distribuée, non légalisée*. Ainsi la substance déterminée se divise en 7 fractions de force active et 7 fractions de force passive ou $7 + 7 = 14 \times 2$ représentant la force active et la force passive = 28, nombre des termes proportionnels et progressionnels que la formule abracadacarba contient dans sa triangulation. Ainsi abracad n'est autre chose que l'Abraxas ou l'Abrasax de Basilide, qu'il disait être « *le nombre ou le dieu inférieur qui plaisait le plus à l'intelligence créatrice.* » Nous avons lu cette phrase dans Basnage ou dans Montfaucon (1). Basi-

---

(1) Comme il est aisé de le comprendre, les différentes sectes qui se sont toujours appliquées à se nier et à se nuire, n'ont vu dans leur rivalité que l'antagonisme religieux des symboles de leurs diverses philosophies ; elles n'ont point tenu compte du côté scientifique de ces symboles. Nous, nous explorons seulement le côté scientifique des symboles en délaissant le côté qui touchait à la piété dont les sectateurs ont sans cesse et dans tous les temps voulu tirer parti et dont ils ont abusé dans l'antiquité.

lide annonçait cela sans explication, et nous venons de découvrir qu'il avait raison, mais il ne l'a pas eue de son
temps. Les Abraxas basilidiens, dont Montfaucon nous
donne la gravure et qui étaient eux-mêmes gravés sur
des pierres, représentent suivant nous les forces active et
passive et les fractions de ces forces par les différents organes associés, et enfin l'action symétrique et équationnelle de ces forces. Comme dieux ces figures composites
étaient impossibles ; comme hiéroglyphes scientifiques, elles
étaient naturelles. Nous avons les moyens de mieux faire que
les basilidiens, et un jour nous ferons connaître ce que nous
avons découvert sur les hiéroglyphes répandus avec pro-
fusion chez les espèces matérielles, végétales et animales,
hiéroglyphes qui constatent les quantités des forces qu'ils
possèdent dans leur constitution, ainsi que les éléments
matériels de leur formation.

D. — A^{5}braC^{x}arbA^5 ou Abrac équationné, exprime la
spécialisation ou la progression spéciale, parce qu'il représente et offre la détermination ou les qualités de chaque terme de la formule générale Abracadabra. En effet,
dans sa triangulation particulière, il renferme les diverses
progressions des qualités constituées des forces active et
passive, ou $5 + 5 = 10 + 10 \times 1/2$ de force de différence
entre chaque terme = 15 termes contenus dans sa triangulation.

E. — AbrbA ou Abr équationné, exprime la *spécification ou la progression spécifique*. En effet, il indique non-
seulement l'état trinitaire des forces, mais encore la progression des accords des forces dans leurs éléments trinitaires. Ainsi A est un accord, B deux accords, R trois
accords dans la formule générale Abracadabra. Ensuite, il
démontre l'*équation trinitaire*, la *réunion trinitaire* des

forces par égalité de qualités, car $3 + 3 = 6$ termes contenus dans sa triangulation.

F. — A^{5}aaaaA^{6}aaaaA^5 équation tonique des quantités de la même qualité, exprime *la tonalisation ou la progression tonique ascendante et descendante;* c'est la progression de contrôle de toute alliance, c'est la progression génésique, la progression des espèces omaimiennes. En effet, la génèse progressionnelle prouve la justesse des alliances des deux forces active et passive, car c'est par *tonalités respectives* que ces deux forces se montrent dans les produits des mêmes antécédents, par cela même que les éléments des forces s'additionnent dans la loi des nombres.

Ainsi A^5 a a a a A^6 a a a a A^5 étant *l'équation tonique* des forces active et passive, nous obtenons $11^{f.\ a.} + 11^{f.\ p.}$ $= 22 \times 3$ éléments des forces $= 66$; la progression tonique A^5 a a a a A^6 a a a a A^5 représente donc l'équation des 66 termes ou fractions de force active et de force passive contenus dans la formule abracadabra; en effet $11 \times 66 = 726$ qui divise par 2 *les deux forces*, donne 363; en supprimant 3 représentant les trois éléments des forces, on obtient 360 : c'est le nombre de degrés du cercle vital, etc., etc.

Les rapports des six progressions génésiques **en** comprenant les six termes équationnels, sont : c⊃mme $11 : 9 : 7 : 5 : 3 : 11 = 36.$

La formule abracadabra par l'ordre des termes contenus dans sa triangulation exprime donc bien la loi naturelle de la genèse, la loi des proportions et des progressions, la loi des nombres, tout en dévoilant l'harmonie divine antérieure, indéterminée par celle répandue chez les êtres déterminés de la nature.

Et si nous y découvrons des équations de quantités proportionnelles et progressionnelles, cette formule, que nous disons algébrique, est bien aussi symbolique de l'équilibre de la force organisante et de la force organisable, par cela même qu'elle fournit des équations de dix degrés, qui représentent les alliances d'accords constituants dans la genèse des espèces matériales, végétales et animales.

Elle représente les éléments de la genèse végétale et animale, parce que les végétaux et les animaux sont constitués d'équations complexes de nombres composants, dont nous parlerons plus tard dans un autre travail.

4° Nous allons exposer *les dix équations ou produits génésiques* que fournit ou qu'exprime la formule algébrique Abracadabra (1) par les associations partielles des termes représentatifs des accords contenus dans sa triangulation.

Voici donc les équations d'alliances des différents accords de la force active et de la force passive ; les accords de la force active, soit mâles, soit femelles, sont représentés par *les lettres ;* les accords de la force passive, soit mâles, soit femelles, sont représentés par *des points.*

Équations matériales en rapports simples.

1° Équation simple du premier degré ou d'accords de corps simple.

$$R^{2f} \quad A^{1m}$$
$$\underset{m}{.} \quad \underset{f}{.}$$
$$R^{2f}$$
$$m$$

L'A¹ est la force active mâle ; son point, la force passive femelle.

_____

(1) Il paraît qu'on écrivait aussi Abrasadabra, Abpasadabpa (grec) et abracabra pour abracalan.

Les deux R^2 sont la force active femelle ; leurs deux points sont la force passive mâle en accords.

En étendant l'équation sur une ligne droite, ce que nous ferons désormais pour ménager la place, on obtient la formule suivante :

$$R^{2f}_{2m} \quad A^{1m}_{4f} \quad R^{2f}_{2m} \left. \begin{array}{l} \text{force active ou organique.} \\ \text{force passive ou chimique.} \end{array} \right.$$

Ainsi l'on voit que quatre accords femelles de force active doublés de quatre accords mâles de force passive sont équationnés, déterminés par un accord mâle de force active doublé d'un accord femelle de force passive.

Toutes les autres équations naturelles et vitales sont conçues dans cet esprit, tout aussi bien pour les rayons fluides de la matière, que pour les rayons fluides impondérables (1) et les antécédents constituants des espèces matérielles, végétales et animales ; en tenant compte des tonalités progressionnelles dont l'indication est impossible ou difficile dans ces formules que l'on peut aussi bien établir en nombre d'accords qu'en nombre de rayons constituants.

Suite des équations matérielles en rapports simples.

Formule d'une équation simple du premier degré ou des accords de corps unitaire.

Formule en accords.   Formule en rayons.

$$\text{Force active..} \left\{ \begin{array}{cc} & 1^m \\ 2^f & 2^f \\ 2^m & 2^m \\ & 1^f \end{array} \right\} = 10 \text{ accords.} \qquad \left\{ \begin{array}{cc} & 3^m \\ 6^f & 6^f \\ 6^m & 6^m \\ & 3^f \end{array} \right\} = 30 \text{ rayons.}$$

Les *m* veulent dire mâle, les *f* veulent dire femelle.

(1) Dans les circuits vitaux et les sphères vitales.

Formule d'une équation simple du deuxième degré ou des accords de deux corps unitaires équationnés.

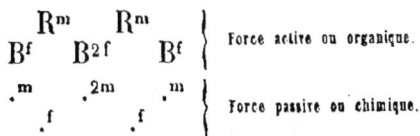

$$
\begin{array}{ccc}
R^m & R^m & \\
B^f & B^{2f} & B^f
\end{array} \left.\right\} \text{Force active ou organique.}
$$

$$
\begin{array}{ccc}
_{\cdot}{}^m & _{\cdot}{}^{2m} & _{\cdot}{}^m \\
_{\cdot}{}_f & _{\cdot}{}_f &
\end{array} \left.\right\} \text{Force passive ou chimique.}
$$

Formule d'une équation simple du troisième degré ou des accords de trois corps unitaires équationnés.

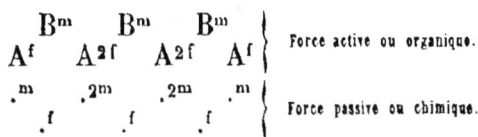

$$
\begin{array}{cccc}
B^m & B^m & B^m & \\
A^f & A^{2f} & A^{2f} & A^f
\end{array} \left.\right\} \text{Force active ou organique.}
$$

$$
\begin{array}{cccc}
_{\cdot}{}^m & _{\cdot}{}^{2m} & _{\cdot}{}^{2m} & _{\cdot}{}^m \\
_{\cdot}{}_f & _{\cdot}{}_f & _{\cdot}{}_f &
\end{array} \left.\right\} \text{Force passive ou chimique.}
$$

Formule d'une équation simple du quatrième degré ou des accords de quatre corps unitaires équationnés.

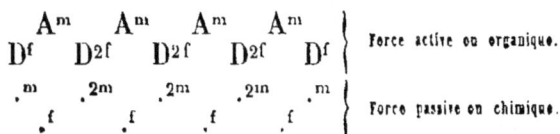

$$
\begin{array}{ccccc}
A^m & A^m & A^m & A^m & \\
D^f & D^{2f} & D^{2f} & D^{2f} & D^f
\end{array} \left.\right\} \text{Force active ou organique.}
$$

$$
\begin{array}{ccccc}
_{\cdot}{}^m & _{\cdot}{}^{2m} & _{\cdot}{}^{2m} & _{\cdot}{}^{2m} & _{\cdot}{}^m \\
_{\cdot}{}_f & _{\cdot}{}_f & _{\cdot}{}_f & _{\cdot}{}_f &
\end{array} \left.\right\} \text{Force passive ou chimique.}
$$

Équations végétales en rapports simples.

Formule d'une équation simple du cinquième degré.

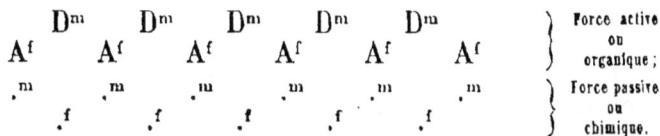

$$
\begin{array}{cccccc}
D^m & D^m & D^m & D^m & D^m & \\
A^f & A^f & A^f & A^f & A^f & A^f
\end{array} \left.\right\} \begin{array}{l}\text{Force active}\\ \text{ou}\\ \text{organique;}\end{array}
$$

$$
\begin{array}{cccccc}
_{\cdot}{}^m & _{\cdot}{}^m & _{\cdot}{}^m & _{\cdot}{}^m & _{\cdot}{}^m & _{\cdot}{}^m \\
_{\cdot}{}_f & _{\cdot}{}_f & _{\cdot}{}_f & _{\cdot}{}_f & _{\cdot}{}_f &
\end{array} \left.\right\} \begin{array}{l}\text{Force passive}\\ \text{ou}\\ \text{chimique.}\end{array}
$$

Formule d'une équation simple du sixième degré.

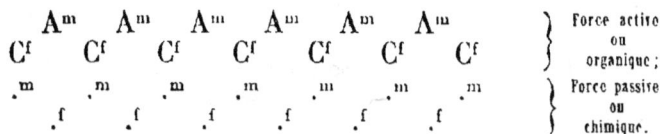

$$
\begin{array}{ccccccc}
A^m & A^m & A^m & A^m & A^m & A^m & \\
C^f & C^f & C^f & C^f & C^f & C^f & C^f
\end{array} \left.\right\} \begin{array}{l}\text{Force active}\\ \text{ou}\\ \text{organique;}\end{array}
$$

$$
\begin{array}{ccccccc}
_{\cdot}{}^m & _{\cdot}{}^m & _{\cdot}{}^m & _{\cdot}{}^m & _{\cdot}{}^m & _{\cdot}{}^m & _{\cdot}{}^m \\
_{\cdot}{}_f & _{\cdot}{}_f & _{\cdot}{}_f & _{\cdot}{}_f & _{\cdot}{}_f & _{\cdot}{}_f &
\end{array} \left.\right\} \begin{array}{l}\text{Force passive}\\ \text{ou}\\ \text{chimique.}\end{array}
$$

Formule d'une équation simple du septième degré.

$$\begin{array}{cccccccc} C^m & C^m & C^m & C^m & C^m & C^m & C^m \\ A^f & A^f & A^f & A^f & A^f & A^f & A^f & A^f \end{array} \left.\begin{array}{l} \\ \end{array}\right\} \begin{array}{l}\text{Force active}\\ \text{ou}\\ \text{organique;}\end{array}$$

$$\begin{array}{ccccccc} {}_\bullet{}^m & {}_\bullet{}^m & {}_\bullet{}^m & {}_\bullet{}^m & {}_\bullet{}^m & {}_\bullet{}^m & {}_\bullet{}^m \\ {}_f & {}_f & {}_f & {}_f & {}_f & {}_f & {}_f \end{array}\left.\begin{array}{l}\\\end{array}\right\}\begin{array}{l}\text{Force passive}\\ \text{ou}\\ \text{chimique.}\end{array}$$

Équations animales en rapports simples.

Formule d'une équation simple du huitième degré.

$$\begin{array}{cccccccc} A^m & A^m & A^m & A^m & A^m & A^m & A^m & A^m \\ R^f & R^f & R^f & R^f & R^f & R^f & R^f & R^f & R^f \end{array}\left.\begin{array}{l}\\\end{array}\right\}\begin{array}{l}\text{Force active}\\ \text{ou}\\ \text{organique;}\end{array}$$

$$\begin{array}{ccccccccc} {}_\bullet{}^m & {}_\bullet{}^m & {}_\bullet{}^m & {}_\bullet{}^m & {}_\bullet{}^m & {}_\bullet{}^m & {}_\bullet{}^m & {}_\bullet{}^m & {}_\bullet{}^m \\ {}_f & {}_f & {}_f & {}_f & {}_f & {}_f & {}_f & {}_f \end{array}\left.\begin{array}{l}\\\end{array}\right\}\begin{array}{l}\text{Force passive}\\ \text{ou}\\ \text{chimique.}\end{array}$$

Formule d'une équation simple du neuvième degré.

$$\begin{array}{ccccccccc} R^m & R^m & R^m & R^m & R^m & R^m & R^m & R^m & R^m \\ B^f & B^f & B^f & B^f & B^f & B^f & B^f & B^f & B^f & B^f \end{array}\left.\begin{array}{l}\\\end{array}\right\}\begin{array}{l}\text{Force active}\\ \text{ou}\\ \text{organique;}\end{array}$$

$$\begin{array}{ccccccccc} {}_\bullet{}^m & {}_\bullet{}^m & {}_\bullet{}^m & {}_\bullet{}^m & {}_\bullet{}^m & {}_\bullet{}^m & {}_\bullet{}^m & {}_\bullet{}^m & {}_\bullet{}^m \\ {}_f & {}_f & {}_f & {}_f & {}_f & {}_f & {}_f & {}_f & {}_f \end{array}\left.\begin{array}{l}\\\end{array}\right\}\begin{array}{l}\text{Force passive}\\ \text{ou}\\ \text{chimique.}\end{array}$$

Formule d'une équation simple du dixième degré.

$$\text{(1)}\quad\begin{array}{cccccccccc} B^m & B^m & B^m & B^m & B^m & B^m & B^m & B^m & B^m & B^m \\ A^f & A^f & A^f & A^f & A^f & A^f & A^f & A^f & A^f & A^f & A^f \end{array}\left.\begin{array}{l}\\\end{array}\right\}\begin{array}{l}\text{Force active}\\ \text{ou}\\ \text{organique;}\end{array}$$

$$\begin{array}{cccccccccc} {}_\bullet{}^m & {}_\bullet{}^m & {}_\bullet{}^m & {}_\bullet{}^m & {}_\bullet{}^m & {}_\bullet{}^m & {}_\bullet{}^m & {}_\bullet{}^m & {}_\bullet{}^m & {}_\bullet{}^m \\ {}_f & {}_f & {}_f & {}_f & {}_f & {}_f & {}_f & {}_f & {}_f \end{array}\left.\begin{array}{l}\\\end{array}\right\}\begin{array}{l}\text{Force passive}\\ \text{ou}\\ \text{chimique.}\end{array}$$

La formule algébrique Abracadabra donne donc la loi de constitution matériale, végétale et animale ou de *genèse*, de *génération* et de *reproduction*. Cette formule n'a pu être établie que par des hommes excessivement savants à la suite de très-longues études.

Au lieu de tenir leur science cachée sous des formules, des signes et des êtres symboliques, formés d'animaux

---

(1) Cette équation du dixième degré est constituée de dix équations simples du premier degré : c'est *un chapelet* de dix éléments simples.

composites qu'ils faisaient adorer (1), ce qui les a fait repousser et nier par les hommes éminents de leur temps, si les cabalistes avaient dévoilé leurs mystères depuis quatre mille ans, l'humanité, en possession de ces connaissances, serait arrivée il y a longtemps à des idées supérieures immuables sous le rapport de Dieu, de l'âme et de la matière, tandis qu'elle n'a actuellement encore que l'intuition intérieure de ces faits et sans preuves.

Les cabalistes avaient-ils la science que nous leur supposons? Nous en avons la conscience et la conviction, parce que toutes leurs images symboliques expriment les nombres. Qui connaît l'application des nombres, connaît la loi naturelle; et qui connaît la loi naturelle, connaît toutes les origines.

Pour nous, c'est la décomposition des rayons lumineux du soleil dans l'arc-en-ciel qui a dû donner la première idée de la formule Abracadabra. En effet l'arc-en-ciel est l'image symbolique d'un rayon lumineux solaire; les sept couleurs sont donc *la représentation analytique de l'équation des forces dans la nature*, la lumière ayant été prise pour exemple par les cabalistes. L'arc-en-ciel, suivant la tradition était en effet l'arc d'alliance entre l'homme et Jupiter, ce qui est une allégorie de l'équation de la substance spirituelle principe dans ses symboles naturels, qu'ils soient des forces, des fluides ou des incarnations.

---

(1) Chez les anciens, le fait le plus immoral, par cela même qu'il répandait des idées fausses et mensongères qui facilitaient le *prosélytisme dominateur et usuraire*, en excitant la vénération, était celui de l'exploitation commerciale des figures et des images symboliques qui déviant la foi vraie et trompant la bonne foi et la sincérité, développaient chez les peuples le plus honteux paganisme.

L'arc-en-ciel est le symbole naturel de *l'équation des forces dans la lumière blanche* qui nous vient du soleil et qui se trouve tout étudiée par sa décomposition de réfraction et de réflexion dans l'humidité atmosphérique. Cadabra ou Abracad sont les sept couleurs. Abra, est la substance indéterminée.

D'après les équations génésiques simples que nous a données la formule Abracadabra, nous pouvons constater la relation des accords et de leurs rayons fluides organiques et chimiques constituants.

Tableau de la relation numérique des accords et de leurs rayons constituants dans les équations simples d'une seule force.

Équation du 1er degré = 10 accords = 30 rayons.
Équation du 2e degré = 20 id. = 60 id.
Équation du 3e degré = 30 id. = 90 id.
Équation du 4e degré = 40 id. = 120 id.
Équation du 5e degré = 50 id. = 150 id.
Équation du 6e degré = 60 id. = 180 id.
Équation du 7e degré = 70 id. = 210 id.
Équation du 8e degré = 80 id. = 240 id.
Équation du 9e degré = 90 id. = 270 id.
Équation du 10e degré = 100 id. = 300 id.

Nous venons de fournir la connaissance des alliances équationnelles des accords entre eux et celles de leurs rayons constituants.

Maintenant nous devons savoir que les forces active et passive équationnées *sont fixées lorsque leur équation est double.*

Les deux forces en équation simple sont en activité

centripète, centrifuge, angulaire, giratoire, circulaire, spirulaire ou *confuse par cause accidentelle*.

5° Puisque nous en sommes rendu à ce point de connaissance nous voulons bien donner des détails sur *les équations doubles*, qui symbolisent et définissent exactement les accords vitaux constituants les êtres déterminés, c'est-à-dire les accords qui existent chez les espèces matériales, végétales et animales.

Seulement nos *équations doubles* présentant des suites de nombres uniformes ne pourront point exprimer *des êtres complexes*; elles seront donc *doubles* sans être *complexes*, car les équations doubles représentatives des accords constituant les espèces végétales et animales supérieures sont complexes; elles ont certains facteurs numériques très-élevés, comme ceux qui, chez les végétaux et les animaux ayant des branches, des membres et des organes, représentent les accords formateurs de ces parties.

Les équations en rapports doubles seront donc des formules représentatives des forces active et passive chez les corps simples, chez les végétaux tubuleux, les animaux inférieurs, tels que les vers; dans ce travail nous ne nous élèverons pas plus haut que l'équation double symbolique des accords constituants des serpents, en négligeant pour le moment la plus grande partie des accords du corps, de la tête et de la queue, qui forment des facteurs numériques plus nombreux, plus forts et plus faibles que ceux de nos formules et dont nous parlerons amplement dans un autre travail sur ce sujet.

Pour aider la mémoire, nous plaçons ici la formule Abracadabra décomposée en termes de force active et en termes de force passive. Les lettres sont la force active, les points la force passive.

Formule explicative des deux forces.

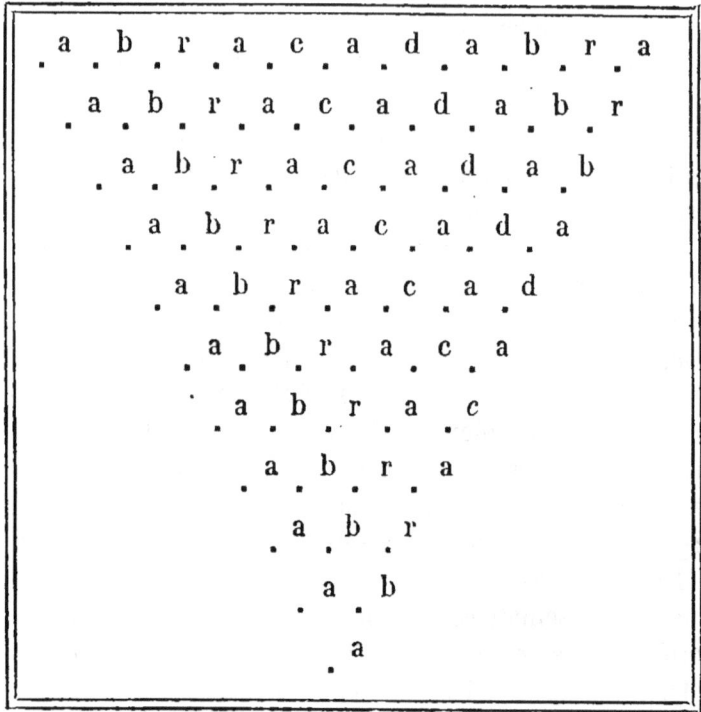

```
  a   b   r   a   c   a   d   a   b   r   a
    a   b   r   a   c   a   d   a   b   r
      a   b   r   a   c   a   d   a   b
        a   b   r   a   c   a   d   a
          a   b   r   a   c   a   d
            a   b   r   a   c   a
              a   b   r   a   c
                a   b   r   a
                  a   b   r
                    a   b
                      a
```

quoique ordinairement chaque terme ou chaque lettre contienne son nombre d'accords de force active et son nombre d'accords de force passive réunis, ou principe et substance dans l'esprit légal des termes, dont nous avons séparé les deux forces représentées par des lettres et par des points.

Voici les dix équations doubles de la genèse qu'offre la formule Abracadabra. Dans toutes les formules qui vont suivre, les membres des équations sont en présence, mais non équationnés horizontalement; les éléments des chapelets sont équationnés, dans le sens vertical, dans les neuf dernières équations doubles.

Formule d'une équation double du premier degré.

Il est facile de comprendre que cette équation donnée sous quatre formules, est double de l'équation simple du premier degré et qu'elle renferme vingt accords et soixante éléments constituants ou antécédents constituants ; tandis que l'équation simple du premier degré ne contenait que dix accords et trente rayons.

Formule d'une équation double du deuxième degré.

Ainsi l'équation double du second degré, que nous avons exposée sous trois formules pour bien la faire comprendre, parce que les autres équations doubles jusqu'à la dixième sont formées sous le même modèle, contient quarante accords et cent vingt éléments d'accords ou rayons constituants génésiques.

Nous allons transcrire tout naturellement les équations des autres degrés qu'il est inutile de surcharger d'indications qui restent les mêmes.

Formule d'une équation double du troisième degré.

Voici six équations simples du premier degré, en présence et non équationnées, qui formeront dans la formule suivante une équation double du troisième degré.

$$
\begin{array}{cccc}
\text{B} & \text{B} & \text{B} \\
\text{A} & \text{AA} & \text{AA} & \text{A} \\
\hline
\text{Ɐ} & \text{ƆƆ} & \text{ƆƆ} & \text{Ɐ} \\
\text{ᗺ} & \text{ᗺ} & \text{ᗺ}
\end{array}
$$

Chapelet
de trois équations
doubles.

Cette formule sert à montrer les diverses lignes équationnelles; les deux lignes verticales et la ligne horizontale ne sont pas équationnées.

Formule d'une équation double du troisième degré dont les accords sont équationnés dans les deux lignes verticales.

$$
\begin{array}{cccc}
\text{B} & \text{B} & \text{B} \\
\text{A} & \text{A}^2 & \text{A}^2 & \text{A} \\
\hline
\text{Ɐ} & \text{Ɐ}^2 & \text{Ɐ}^2 & \text{Ɐ} \\
\text{ᗺ} & \text{ᗺ} & \text{ᗺ}
\end{array}
$$

Ligne horizontale non
équationnée qui in-
dique l'équation dou-
ble.

Formule d'une équation double du quatrième degré.

$$\left.\begin{array}{l} \text{A} \mid \text{A} \mid \text{A} \mid \text{A} \\[2pt] \text{D} \quad \text{D} \quad \text{D} \quad \text{D} \quad \text{D} \\ \rule{10cm}{0.4pt} \\ \text{ɑ} \quad \text{ɑ} \quad \text{ɑ} \quad \text{ɑ} \quad \text{ɑ} \\[2pt] \text{V} \mid \text{V} \mid \text{V} \mid \text{V} \end{array}\right\rbrace$$

Chapelet
de quatre équations
doubles.

Formule d'une équation double du cinquième degré.

$$\left.\begin{array}{l} \text{D} \mid \text{D} \mid \text{D} \mid \text{D} \mid \text{D} \\[2pt] \text{A} \quad \text{A} \quad \text{A} \quad \text{A} \quad \text{A} \quad \text{A} \\ \rule{10cm}{0.4pt} \\ \text{V} \quad \text{V} \quad \text{V} \quad \text{V} \quad \text{V} \quad \text{V} \\[2pt] \text{ɑ} \mid \text{ɑ} \mid \text{ɑ} \mid \text{ɑ} \mid \text{ɑ} \end{array}\right\rbrace$$

Chapelet
de cinq équations
doubles.

Formule d'une équation double du sixième degré.

$$\left.\begin{array}{l} \text{A} \mid \text{A} \mid \text{A} \mid \text{A} \mid \text{A} \mid \text{A} \\[2pt] \text{C} \quad \text{C} \quad \text{C} \quad \text{C} \quad \text{C} \quad \text{C} \quad \text{C} \\ \rule{10cm}{0.4pt} \\ \text{Ɔ} \quad \text{Ɔ} \quad \text{Ɔ} \quad \text{Ɔ} \quad \text{Ɔ} \quad \text{Ɔ} \quad \text{Ɔ} \\[2pt] \text{V} \mid \text{V} \mid \text{V} \mid \text{V} \mid \text{V} \mid \text{V} \end{array}\right\rbrace$$

Chapelet (1)
de six équations
doubles.

(1) Nous pensons avoir découvert l'idée originelle *du chapelet, livré à la piété chez les différents peuples de l'antiquité ;* il représente, suivant nous, les divers éléments analogues et toniques des forces naturelles en équations doubles et en équations complexes dans l'être matériel, végétal, animal et humain. En effet, 3 petits grains du pendant représentent la trinité, les 6 gros grains multipliant 50 petits grains décimaux donnent le nombre 300 caractérisé par la lettre T d'Isis; le chapelet représente donc la substance divine dans ses accords immatériels.

Formule d'une équation double du septième degré.

C | C | C | C | C | C | C ⎫
A   A   A   A   A   A   A   A ⎬ Chapelet
───────────────────────────── ⎪ de sept équations
Λ   Λ   Λ   Λ   Λ   Λ   Λ   Λ ⎪ doubles.
  Ɔ | Ɔ | Ɔ | Ɔ | Ɔ | Ɔ | Ɔ ⎭

Formule d'une équation double du huitième degré.

A | A | A | A | A | A | A | A ⎫
R   R   R   R   R   R   R   R   R ⎬ Chapelet
───────────────────────────────── ⎪ de huit équations
ᴚ   ᴚ   ᴚ   ᴚ   ᴚ   ᴚ   ᴚ   ᴚ   ᴚ ⎪ doubles.
  Λ | Λ | Λ | Λ | Λ | Λ | Λ | Λ ⎭

Formule d'une équation double du neuvième degré.

R | R | R | R | R | R | R | R | R ⎫
B   B   B   B   B   B   B   B   B ⎬ Chapelet
───────────────────────────────── ⎪ de neuf équations
ᗺ   ᗺ   ᗺ   ᗺ   ᗺ   ᗺ   ᗺ   ᗺ ⎪ doubles.
  ᴚ | ᴚ | ᴚ | ᴚ | ᴚ | ᴚ | ᴚ | ᴚ | ᴚ ⎭

Formule d'une équation double du dixième degré.

B | B | B | B | B | B | B | B | B | B

A A A A A A A A A A A

――――――――――――――――――――――

V V V V V V V V V V V

ᗺ | ᗺ | ᗺ | ᗺ | ᗺ | ᗺ | ᗺ | ᗺ | ᗺ | ᗺ

Chapelet de dix équations doubles.

Dans les espèces végétales et animales, un des éléments toniques du chapelet de la force passive étant exprimé par

.1

1.

1.

1.

1.

.1

il se forme une équation double ainsi :

.1

1.

2.

1.

.1

Ces points marquent les points d'ossification primitifs d'une vertèbre et de ses deux côtes.

Cette équation double de la force passive ou organisable est donc un des éléments toniques du chapelet des vertèbres et de leurs côtes respectives; il en est de même de la force active ou organisante qui accompagne toujours la force passive.

Ceci est très-important à connaître pour étudier les équations complexes des animaux, plus tard nous en donnerons une explication détaillée dans un autre travail. Cependant nous devons dire ici que s'il est des équations rectilignes, il en est aussi de circulaires et enfin d'autres qui affectent diverses formes.

Ici nous ajoutons à notre manuscrit la note suivante :

Nous revenons aujourd'hui, 6 juin 1862, d'une visite au musée Napoléon III, où l'on est obligé d'admirer une réunion de bustes de dames romaines et de Romains de la meilleure compagnie. Nous avions déjà visité avec la plus scrupuleuse attention cette remarquable collection Campana; mais nous tenions à voir aussi les objets, si curieux et en même temps si utiles, rapportés par M. Renan de son voyage archéologique en Orient.

Il est donc bien vrai que ces pierres, qui ont reçu les injures des hommes et celles du temps, rendront des services : à l'histoire, par la connaissance qu'elles donnent des migrations de certains peuples; à l'archéologie proprement dite; à l'architecture, par conséquent à l'art. Ces fragments remarquables, que le dessin saura compléter, deviendront des moyens de haut enseignement.

Enfin, dès à présent, ils rendront dans nos mains d'importants services à la physiologie, puisque nous y découvrons des figures symboliques des forces élémentaires et naturelles.

Voici le fait : M. Renan a eu le bonheur de doter notre pays de deux frontons ayant appartenu sans doute à des tombeaux, l'un intact, l'autre un peu fatigué, mais se contrôlant parfaitement et utilement l'un et l'autre.

Sur ces deux frontons est sculptée la même composition idéale : c'est un globe muni de deux larges ailes, et dont chaque hémisphère est traversé verticalement par un serpent; les queues sont en haut, s'étendant au-dessus des ailes ouvertes à plat, les têtes sont en bas, et les queues et les têtes de ces deux serpents sont divergentes.

Pour nous, cette figure composite est le symbole de la surface de la sphère vitale de la force active ou organisante, et de la force passive ou organisable.

En effet, les deux serpents sont les images des deux forces équationnées, et les deux ailes étendues sont les images de 90 accords d'incarnation de chaque force, ce qui fait 180, qui, multipliés par les deux serpents qui représentent les deux forces, donnent $180 \times 2 = 360$ accords vitaux. Le nombre de 360 étant celui du circuit vital de la sphère des forces, en le multipliant par son tiers ou 120, on obtient $360 \times 120 = 43,200$.

Ce dernier nombre de 43,200 est celui des accords de la surface de la sphère vitale des deux forces active et passive, ou terrestre en degrés, ou humaine en accords.

Mais *les deux forces s'échappent du globe équationnel* sous la forme des deux serpents (qui ouvrent la gueule pour indiquer que les forces vitales sont toujours vivantes) ; l'ensemble de la composition du globe ailé nous paraît donc une figure symbolique de la mort ou de la destruction, que l'on peut tout aussi bien placer sur la porte d'une forteresse que sur le fronton d'un tombeau.

Nous avons également retrouvé sur les vases grecs du musée Napoléon III ce que nous avons nommé *le chapelet des forces*, découvert par nous il y a longtemps déjà dans nos études théoriques sur Abracadabra et pratiques d'anatomie végétale et animale.

Sur les vases grecs, *le chapelet des forces* est représenté par des guirlandes formées de deux rangées de points coloriés, séparées par une ligne équationnelle de même couleur. Sur chaque vase, le chapelet est interrompu différemment, suivant ce qu'il veut exprimer, interrompu par les corps, les membres ou les ornements des personnages; il est quelquefois jeté avec grâce autour d'eux en formant la guirlande, d'autres fois il est peint, on pourrait dire brutalement, pour exprimer le fait sans détour, soit d'une manière verticale, curviligne ou horizontale.

Chaque fraction du chapelet représente un nombre; indépendamment de la ligne équationnelle longitudinale, on trouve aussi un point supplémentaire équationnel dans certains vases à l'extrémité de certains chapelets.

Le chapelet est parfois formé par des feuilles, leur tige est alors la ligne équationnelle; par des triangles ou des cœurs qui représentent des accords vitaux des deux forces.

Ces chapelets (1), lorsque le peintre était suffisamment dirigé dans la composition des sujets peints sur ces vases, qui étaient évidemment commandés par des personnes riches et par les prêtres, étaient pointés des nombres six $(6 + 6 = 12 \times 3 = 36 + 0 = 360)$, ou $(6 \times 6 = 36 + 0 = 360)$; quinze $(15 + 15 = 30 \times 3 = 90)$; trente $(30 + 30 = 60 \times 3 = 180)$; neuf $(9 + 9 = 18 \times 2$ les forces $= 36)$; onze (onze est le nombre d'abracadabra); ainsi, les nombres multipliés par eux-mêmes, équationnés, triangulés ou multipliés par 2 les deux forces, 3 éléments d'accord, 4 côtés ou quatre quarts de circonférence, ou 120 le diamètre, ou 30 la moitié du rayon, ou en leur ajoutant un zéro fractionnel, fournissent, par suite, celui de la circonférence ou de la surface de la sphère vitale des forces active et passive d'un secteur ou du cercle, etc., etc., etc. N'ayant point eu la facilité et le loisir de les étudier, nous ne citons que des fractions de chapelets.

(1) Nous avons étudié les productions artistiques chinoises, et nous avons constaté que les Chinois connaissent parfaitement les forces naturelles, qu'ils ont symbolisées sous des êtres bizarres.

Le nombre des parties d'un ornement, les rayons entourant une tête (on peut le voir dans la collection de M. Renan), atteignent le même but que le chapelet des forces, ou donnent une des formules des forces ou des origines ; la plupart des sculptures de la collection Campana, au musée Napoléon III, sont équationnées.

La *statue égyptienne* dite *de la décadence*, à la collection Campana, est *une des plus importantes* que nous ayons vues. *Ses bras tendus également et ses poings fermés* vous disent avec la même évidence que si elle parlait : « Voici l'équation des forces humaines, connais-les ! Voici l'équilibre de mes forces de relation ; il y a ici égalité de puissance ! »

Un temple de dix-huit colonnes de côté sur huit de face, ayant quatre côtés par conséquent, et quatre colonnes d'angles qui ne peuvent compter deux fois,

Fournit pour les deux côtés :

$$18 + 18 = 36 + 0 \text{ fractionnel} = 360 = \text{circuit vital;}$$

Pour le devant et le derrière :

$$6 \times 6 = 36 + 0 \text{ fractionnel} = 360 = \text{circuit vital.}$$

On ajoute un zéro fractionnel décimal, parce que les colonnes représentent des faisceaux énormes d'accords des forces : d'où $360 \times 120 = 43,200$.

Le circuit et la surface de la sphère de la vie sont donc constatés par le temple lui-même.

Les sculptures sacerdotales de l'antiquité offrent toujours les nombres naturels et surtout le *nombre sacré de* 360 ; c'est celui du circuit terrestre en degrés ; c'est celui du circuit vital des forces de l'homme en accords ; nous l'avons découvert, et nous le constatons.

Poursuivons :

Les équations symboliques en rapports simples ou doubles des accords (1) des forces active et passive, quoique parfaitement étudiées, laissent cependant à désirer quant à leur application à l'examen intime des espèces naturelles, mais cette partie d'étude ne peut être traitée ici, ce serait sortir du cadre de notre interprétation de la formule générale Abracadabra, dont nous avons fait déjà ressortir des faits si importants qu'ils vont éclairer la science physiologique de la plus vive lumière.

6° Il existe des alliances de rayons fluides ; trois rayons associés, équationnés, forment un accord, et les accords sont triangulaires, car les rayons ne peuvent s'associer, se marier que de la manière suivante :

> L   rayon de lumière,
>
> rayon d'électricité E   C rayon de calorique.

Voici pour un accord de rayons organiques ; il en est de même pour les rayons chimiques, et, comme les rayons ont tous des tonalités proportionnelles et progressionnelles, il en résulte que les accords sont aussi proportionnels dans leurs progressions respectives.

Un accord n'est autre chose que trois rayons organiques ou chimiques qui circulent à l'état d'union et d'équation.

Deux accords s'unissent de deux côtés et forment deux unions ; trois accords, trois unions ; quatre accords, quatre unions, et ainsi de suite.

Les alliances d'un nombre d'accords sont donc comme le nombre de ces accords ; de même que les alliances d'un nombre de rayons sont comme le nombre de ces rayons.

_____

(1) Plus tard nous étudierons les équations en rapports complexes.

Ceci est une connaissance très-importante; nous avons été longtemps à le trouver, enfin ce fait est constaté par les équations mêmes.

Tableaux des rapports simples des rayons à leurs alliances et des rapports simples des accords à leurs alliances.

TABLEAU DES RAPPORTS des rayons d'une même force à leurs alliances.		TABLEAU DES RAPPORTS des accords d'une même force à leurs alliances.	
Nombres des rayons.	Nombres de leurs alliances.	Nombres des accords.	Nombres de leurs alliances.
3 rayons.	3 alliances	1 accords.	0 alliances.
6 —	6 —	2 —	2 —
9 —	9 —	3 —	3 —
12 —	12 —	4 —	4 —
15 —	15 —	5 —	5 —
18 —	18 —	6 —	6 —
21 —	21 —	7 —	7 —
24 —	24 —	8 —	8 —
27 —	27 —	9 —	9 —
30 —	30 —	10 —	10 —
33 —	33 —	11 —	11 —

TABLEAU DES RAPPORTS des nombres de rayons d'une force aux nombres d'accords correspondants de cette même force.		TABLEAU DES RAPPORTS SIMPLES des accords de deux forces à leurs alliances d'accords; tant d'accords, tant d'alliances.	
Nombre de rayons	Nombre d'accords	Force active.	Force passive.
3 rayons.	1 accords.	1 accords.	1 accords.
6 —	2 —	2 —	2 —
9 —	3 —	3 —	3 —
12 —	4 —	4 —	4 —
15 —	5 —	5 —	5 —
18 —	6 —	6 —	6 —
21 —	7 —	7 —	7 —
24 —	8 —	8 —	8 —
27 —	9 —	9 —	9 —
30 —	10 —	10 —	10 —
33 —	11 —	11 —	11 —

Ici, il est utile de transformer la formule Abracadabra en une formule numérique qui nous donnera les nombres des rayons qui se trouvent être les mêmes que ceux des alliances de ces rayons, par cela même que les rayons forment des gammes ou progressions proportionnelles ; ils sont donc solidaires, quelle que soit leur situation, le second du premier, et ainsi de suite jusqu'au dernier, qui est solidaire du premier.

Formule des rayons et de leurs alliances représentés par les mêmes nombres.

33	30	27	24	21	18	15	12	9	6	3
	33	30	27	24	21	18	15	12	9	6
		33	30	27	24	21	18	15	12	9
			33	30	27	24	21	18	15	12
				33	30	27	24	21	18	15
					33	30	27	24	21	18
						33	30	27	24	21
							33	30	27	24
								33	30	27
									33	30
										33

Ainsi pour 3 alliances il faut 3 rayons, pour 33 alliances il faut 33 rayons (1).

Cette formule présente 11 circonférences de cercles

(1) Le mouvement giratoire des forces active et passive si bien symbolisé par l'araignée et sa toile : l'araignée représente la force active ou organisante ; le fil de soie, la force passive ou organisable.

dont la dernière donne 11 fois 33 faisceaux de rayons, ce qui fait 363 faisceaux de rayons en alliances qui se trouvent être celles du circuit vital de la sphère, si l'on comprend les faisceaux de rayons comme étant des faisceaux d'un degré à leur émission à la surface du globe.

On voit donc que la formule Abracadabra rend compte de tous les équilibres des forces.

Elle indique si bien l'équilibre équationnel des forces naturelles que, suivant nous, l'idole imposée à l'adoration des Syriens leur disait évidemment, par l'efficacité de son nom : Respectez l'équation de vos forces constituantes, vous ne serez jamais malades, ou équationnez vos forces pour ne plus l'être ou ne pas l'être.

Mais les Syriens n'avaient que leur foi ; la nature était la médiatrice dans leurs maladies.

Les idoles et leurs noms vénérés n'étaient donc que des moyens de tradition par la foi que les docteurs de l'antiquité employaient pour transmettre les plus savantes et les plus importantes formules représentatives de leurs hautes connaissances des lois de la nature. Si l'empereur Adrien avait pu les apprécier, il n'aurait pas désapprouvé Basilide ; au contraire, ce savant eût été encouragé par cet empereur qui eût prononcé le premier, peut-être, l'adage sacramentel :

Felix qui potuit rerum cognoscere causas!

Les statues, les lions, les sphinx de l'Assyrie, de l'Égypte et des autres régions du monde ancien, sous leurs *poses équilibrées*, sont presque tous des symboles sacrés et parlants de la loi naturelle d'harmonie. Les crins des sphinx assyriens, constamment frisés circulairement, indiquent la *force giratoire* (1), une des plus importantes à étudier.

Les savants de l'antiquité étaient conduits par un amour puissant du créateur et toutes leurs actions étaient fortifiées dans cet amour ; tant il est vrai que la science élève à Dieu, et que les ténèbres et les obscurités le voilent à tous les regards et le font nier.

7° La formule Abracadabra triangulé étant celle de la loi naturelle, il est évident que toutes les connaissances physiologiques s'y rattachent.

Si les termes des deux côtés du triangle formé par le mot Abracadabra *équationné* en A¹ représentent :

1° Les termes du côté horizontal : les fractions, les accords, ou les qualités de la force passive, ou de gravitation, ou d'attraction,

2° Les termes du côté oblique de droite : les fractions, les accords ou les qualités de la force active ou de circulation,

Nous trouvons que, entre ces deux côtés, ces fractions de forces, ces accords ou ces qualités de forces passive et active, se réunissent en 45 termes, contenant chacun : des accords proportionnels et progressionnels de force passive et des accords proportionnels et progressionnels de force active, ce qui donne la formule suivante :

$$45 + 45 = 90 \times 4 = 360; 360 \times 120 = 43,200 = 21,600 + 21,600,$$ représentant les deux forces dans leur résultat sphérique de surface en équation simple.

(1) Du moment que 6 rayons proportionnels et progressionnels sont réunis, il y a 6 alliances de ces 6 rayons qui forment 2 accords; les 2 accords donnent 2 alliances d'accords en se réunissant par deux côtés.

Expliquons cette formule :

45 accords de force passive, plus 45 accords de force active, donnent 90 accords équationnés qui, multipliés par 4 quarts de circonférence. donnent 360 accords simples équationnés, ou la circonférence complète. 360 multipliant 120 son tiers ou son diamètre, produit 43,200 accords en équation simple à la surface de la sphère ; ce nombre de 43,200, divisé par 2 qui représente les deux forces passive et active, donne 21,600 accords fractionnels de force passive ou d'attraction, et 21,600 accords fractionnels de force active ou de circulation à la surface de la sphère en équation simple.

Dans les végétations organiques toute force s'introduit par un point d'évolution ; dans les cristallisations le phénomène de l'alliance des forces se passe toujours à l'extérieur, à la surface pendant la formation des cristallisations.

8° Dans la formule Abracadabra triangulé, les fractions de la force passive ou d'attraction vont de droite à gauche horizontalement, et obliquement de gauche à droite et de haut en bas, et sont représentées par les lignes de l'A¹, des R¹, des B¹, des A², des D, des A³, des C, des A⁴, des R², des B², des A⁵.

Les fractions de la force active ou de circulation vont successivement de haut en bas et de droite à gauche par lignes horizontales ; elles sont représentées par les lignes horizontales de la formule Abracadabra en triangulation et par chacune de leurs lettres.

On conçoit dès lors toutes les résistances que rencontre la force active par l'attrait proportionnel et progressionnel de la force passive ; résistances exprimées par ses réfractions et ses fractionnements proportionnels et progressionnels dans chaque ligne horizontale et dans chacun des termes de la formule qui se trouvent constitués par l'alliance d'un accord tonique proportionnel et progressionnel de chaque force.

Les résistances vont en diminuant comme les forces ou en augmentant comme elles. Elles sont donc proportionnelles et progressionnelles comme les forces.

La formule Abracadabra représente en effet la loi d'attraction, et celle qui lui est opposée la loi de circulation. L'attraction et la circulation s'exercent donc comme 3, 6, 9, 12, 15, 18, 21, 24, 27, 30, 33, etc.

Chaque lettre représente un point vital d'équation triangulaire et trinitaire, en sorte que la formule Abracadabra fournit des équations trinitaires de 1 degré à 11 degrés d'accords de force passive et de force active.

Nous avons exposé la loi d'alliance, mais pour qu'il y ait alliance d'accords, il faut qu'il y ait des accords; il faut surtout connaître ceux que fournit la formule.

Triangulation des accords et des alliances d'accords exprimées par les mêmes nombres.

11	10	9	8	7	6	5	4	3	2	1
	11	10	9	8	7	6	5	4	3	2
		11	10	9	8	7	6	5	4	3
			11	10	9	8	7	6	5	4
				11	10	9	8	7	6	5
					11	10	9	8	7	6
						11	10	9	8	7
							11	10	9	8
								11	10	9
									11	10
										11

9° **Abra** est **Isis** ; Abra ou Isis triangulés fournissent l'un ou l'autre trente accords en rapports simples.

Ils expriment la substance indéterminée.

Adabra est **Osiris**; Adabra ou Osiris, ou Hermès, triangulés, fournissent l'un ou l'autre quatre-vingt-dix accords; en supprimant l'accord principe-légal , ils expriment la matière ou la substance déterminée.

Formules de la substance indéterminée ou immatérielle.

abra	ou isis	ou 4,3,2,1	= 10
abr	isi	4,3,2	= 9
ab	is	4,3	= 7
a	i	4	= 4
			30

$3 = 30 = 300 (1) = 300,000,000,000,000,000,000,000$, etc.

La substance indéterminée étant universelle peut être représentée par les nombres en rapports simples et décimaux.

Formules de la matière ou substance déterminée.

adabra ou	osiris ou	hermès ou	6,5,4,3,2,1	= 21
adabr	osiri	herme	6,5,4,3,2	= 20
adab	osir	herm	6,5,4,3	= 18
ada	osi	her	6,5,4	= 15
ad	os	he	6,5	= 11
a	o	h	6	= 6
				91

91 moins l'accord principe légal = 90.

$9 = 90 = 900 = 900,000,000,000,000,000,000$, etc.

(1) Isis était représentée portant à la main droite la lettre T, qui est le signe du nombre 300.

300 est le nombre décimal de la substance indéterminée.

La substance déterminée étant universelle, peut être représentée par ces nombres en rapports simples et décimaux.

En multipliant 30 par 3 éléments d'accord principe-légal, on obtient $30 \times 3 = 90$; 90 est le nombre qui représente la matière ou substance déterminée.

En multipliant 90 par 30, on obtient $90 \times 30 = 2,700$. 2,700 divisé par 3 donne 900 ; c'est la substance déterminée en décimales.

Ainsi, la matière partout et en tout contient trois *éléments immatériels*.

Les êtres, les espèces, se produisent, naissent et vivent par multiplication d'accords et équation.

10° Il faut bien comprendre que les matériaux pondérables formateurs des organes, en s'y fixant, sont la force passive elle-même.

La pulpe du cerveau dans ses matériaux de formation est donc constituée par la force passive ; cette pulpe joue le rôle de force passive vis-à-vis de la force active qui l'a organisée et vis-à-vis de la force électrico-nerveuse motrice qui la fait penser, réfléchir, accepter, refuser, juger, aimer, haïr, etc. Les forces passive et active fixées à la pulpe du cerveau sont divisées en trois progressions proportionnelles dans l'encéphale sous les noms : d'instincts, qui annulent toute intelligence ; de sentiments, qui égarent l'intelligence ; de facultés intellectuelles, qui tempèrent les instincts et les sentiments et les rétablissent dans leurs véritables lois naturelles.

La charpente osseuse est constituée par la force passive fixée en os par la force active qui l'a organisée ; elle joue le rôle de force passive vis-à-vis de la force électrico-nerveuse motrice qui par les muscles fait mouvoir les os.

Indépendamment de la force motrice dont ils sont les simples conducteurs, les muscles ont aussi en eux la force passive et la force active à l'état de fixation en fibres musculaires.

La force active ou organisante est la même que nous avons nommée organique (fluides organiques) il y a bien longtemps. (*Morphologie*, 1re partie, 1847.)

11° Qu'est-ce donc qu'une force? — Une force est le résultat de l'équation d'un certain nombre de rayons fluides en accords, proportionnels et progressionnels à la résistance, ayant une source de production constante, intermittente ou limitée, d'où circulation, action et repos.

L'action générale de la force active est circulatoire, expansive, rayonnante, sphérique, hémisphérique, en cercle, en demi-cercle, etc., en cône, en triangle, etc.; elle est centrifuge, mais elle peut devenir centripète, curviligne, circulaire, giratoire, angulaire, spirulaire par des résistances et confuse par cause accidentelle.

Divers éléments de la force active partant d'un même nœud vital (1), d'un même point d'évolution ou d'un même pédicule, etc., peuvent produire, suivant les progressions auxquelles ils appartiennent, suivant aussi les résistances ou alliances de la force passive, les circonstances et leurs rapports, toutes les formes imaginables.

L'action générale de la force passive est centripète.

Les diverses progressions d'éléments proportionnels de la force passive tendent sans cesse vers des centres par—

(1) Le nœud vital chez les végétaux et chez les animaux est pour nous le *point équationnel des forces*. M. Flourens, le célèbre et si savant secrétaire perpétuel de l'Académie des sciences, a eu la gloire de bien déterminer la limite du nœud vital chez les animaux dans la moelle allongée, système nerveux des relations.

ticuliers qui sont propres à chacune de ces progressions.

Cette force, travaillée par la force active ou organisante, peut devenir centrifuge, circulaire, giratoire, spirulaire, angulaire, carviligne, etc., etc., et confuse par cause accidentelle. Elle ne se rend, elle ne s'associe à la force active, pour former des points d'incrustation et d'incarnation, qu'avec proportion, progression et équation.

La progression proportionnelle d'une force est celle de l'addition ou celle de la multiplication de ses accords formateurs ; elle est par conséquent comme la progression proportionnelle des accords eux-mêmes, savoir, en rapports simples :

Comme 1, 2, 3, 4, 5, 6, 7, 8, 9, 10, 11, etc ;

En rapports doubles :

$$\text{Comme } \frac{1, \ 2, \ 3, \ 4, \ 5, \ 6, \ 7, \ 8, \ 9, \ 10, \ 11, \ \text{etc.};}{1, \ 2, \ 3, \ 4, \ 5, \ 6, \ 7, \ 8, \ 9, \ 10, \ 11, \ \text{etc.};}$$

En rapports complexes, dont nous parlerons plus tard.

Les alliances des rayons sont proportionnelles et progressionnelles comme les alliances des accords.

Tableau des rapports des alliances des rayons d'une seule force
aux alliances des accords d'une seule force.

ALLIANCES des RAYONS.		ALLIANCES des ACCORDS.		ALLIANCES des RAYONS.		ALLIANCES des ACCORDS.
3	:	0	::	12	:	4
6	:	2	::	24	:	8
9	:	3	::	36	:	12
12	:	4	::	48	:	16
15	:	5	::	60	:	20
18	:	6	::	72	:	24
21	:	7	::	84	:	28
24	:	8	::	96	:	32
27	:	9	::	108	:	36
30	:	10	::	120	:	40
33	:	11	::	132	:	44
36	:	12	::	144	:	48
39	:	13	::	156	:	52
42	:	14	::	168	:	56
45	:	15	::	180	:	60
48	:	16	::	192	:	64
51	:	17	::	204	:	68
54	:	18	::	216	:	72
57	:	19	::	228	:	76
60	:	20	::	240	:	80
63	:	21	::	252	:	84
66	:	22	::	264	:	88
69	:	23	::	276	:	92
72	:	24	::	288	:	96
75	:	25	::	300	:	100
78	:	26	::	312	:	104
81	:	27	::	324	:	108
84	:	28	::	336	:	112
87	:	29	::	348	:	116
90	:	30	::	360	:	120
93	:	31	::	363	:	121
95	:	31 2/3	::	365	:	121 2/3
300	:	100	::	1200	:	400
3000	:	1000	::	12000	:	4000
4050	:	1350	::	16200	:	5400
8100	:	2700	::	32400	:	10800
12900	:	4300	::	43200	:	14400

11° La triangulation d'Abracadab nous offre 45 termes ou 45 alliances des forces active et passive en rapports simples.

Triangulation d'Abracadab.

```
a   b   r   a   c   a   d   a   b
  a   b   r   a   c   a   d   a
    a   b   r   a   c   a   d
      a   b   r   a   c   a
        a   b   r   a   c
          a   b   r   a
            a   b   r
              a   b
                a
```

Aussi nous pouvons établir la proportion suivante des deux forces active et passive, quelle que soit la nature de leur mouvement, sachant bien maintenant que les forces ne s'unissent que par accords égaux en équation :

45 + 45 = 90 ou 45 : 90 :: 180 : 360 :: 21,600 : 43,200 ; rapports simples.

Au reste, nous plaçons ici le tableau des alliances des accords des forces active et passive.

Tableau des alliances des accords des forces active et passive
par nombres égaux; équations simples.

ALLIANCES PAR ADDITION des accords des forces active et passive.			ALLIANCES PAR MULTIPLICATION des accords des forces active et passive.		
Accords actifs.	Accords passifs.	Équations simples.	Accords actifs.	Accords passifs.	Équations simples.
1 + 1 =		2	1 × 1 =		1
2 + 2 =		4	2 × 2 =		4
3 + 3 =		6	3 × 3 =		9
4 + 4 =		8	4 × 4 =		16
5 + 5 =		10	5 × 5 =		25
6 + 6 =		12	6 × 6 =		36
7 + 7 =		14	7 × 7 =		49
8 + 8 =		16	8 × 8 =		64
9 + 9 =		18	9 × 9 =		81
10 + 10 =		20	10 × 10 =		100
11 + 11 =		22	11 × 11 =		121
12 + 12 =		24	12 × 12 =		144
13 + 13 =		26	13 × 13 =		169
14 + 14 =		28	14 × 14 =		196
15 + 15 =		30	15 × 15 =		225
16 + 16 =		32	16 × 16 =		256
17 + 17 =		34	17 × 17 =		289
18 + 18 =		36	18 × 18 =		324
19 + 19 =		38	19 × 19 =		361
20 + 20 =		40	20 × 20 =		400
21 + 21 =		42	21 × 21 =		441
22 + 22 =		44	22 × 22 =		484
23 + 23 =		46	23 × 23 =		529
24 + 24 =		48	24 × 24 =		576
25 + 25 =		50	25 × 25 =		625
26 + 26 =		52	26 × 26 =		676
27 + 27 =		54	27 × 27 =		729
28 + 28 =		56	28 × 28 =		784
29 + 29 =		58	29 × 29 =		841
30 + 30 =		60	30 × 30 =		900
40 + 40 =		80	40 × 40 =		1600
50 + 50 =		100	50 × 50 =		2500
60 + 60 =		120	60 × 60 =		3600
70 + 70 =		140	70 × 70 =		4900
80 + 80 =		160	80 × 80 =		6400
90 + 90 =		180	90 × 90 =		8100
100 + 100 =		200	100 × 100 =		10000
180 + 180 =		360	180 × 180 =		32400
21600 + 21600 =		43200	210 × 210 =		44100

Ce tableau est très-utile; nous en démontrerons un jour l'importance physiologique, lorsque nous étudierons la constitution des formes organiques et des parenchymes, qu'aucun homme ne connait actuellement; ce sera dans un travail spécial que nous développerons les explications de ces connaissances...

12° La formule Abracadabra quadrangulée contient 11 qualités en 11 gammes d'accords, de 11 tonalités, qui sont : les A^1, les R^1, B^1, les A^2, les D, les A^3, les C, les A^4, les R^2, les B^2, les A^5, placés ainsi qu'il suit dans cette formule que nous avons quadrangulée pour compléter les 9 premières gammes en les élevant chacune à 11 termes toniques; chaque lettre est un terme particulier représentant une tonalité particulière dans les 11 gammes des 11 qualités d'accords.

Formule des gammes d'accords.

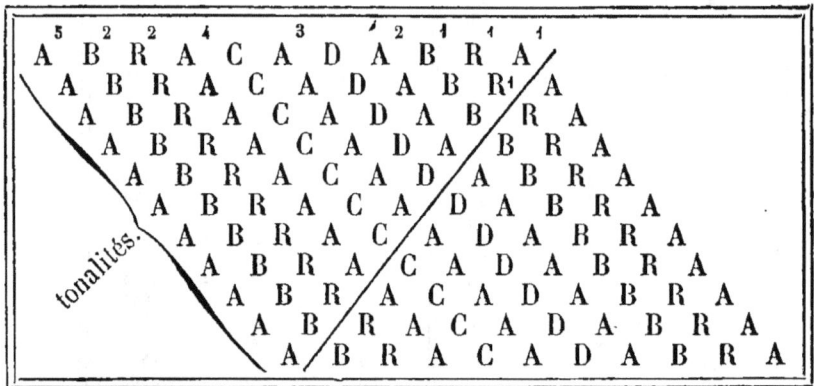

Quant aux résultats de la génération, la formule des tonalités indique le nombre des petites femelles et ses rapports avec le nombre des petits mâles dans les portées des mères différentes, chez les animaux. Généralement sur trois petits,

il y a deux femelles pour un mâle; sur cinq petits, trois femelles pour deux mâles; sur sept petits, quatre femelles
pour trois mâles; sur neuf petits, cinq ou sept femelles
pour quatre ou deux mâles, etc.

Chez les grands animaux, qui ne font qu'un petit à la
fois, sur le nombre total de leurs petits, le même rapport
existe, la loi est toujours présente! Il y a des exceptions
qui ont leurs causes particulières.

Formules des rapports des sexes.

NOMBRES des petits.	
3	A ^{1} mâle, R, R ^{2} femelles.
5	R, R ^{2} mâles, B, B, B ^{3} femelles.
7	B, B, B ^{3} mâles, A, A, A, A ^{4} femelles.
9	A, A, A, A ^{4} mâles, D, D, D, D, D ^{5} femelles.
11	D, D, D, D, D ^{5} mâles, A, A, A, A, A, A ^{6} femelles.

(Voyez le tableau page 23.)

Si nous voulons faire une application de la formule des
tonalités à la naturalisation d'un animal, le cheval, par
exemple, nous voyons que, suivant les rapports des lati-
tudes, des régions d'habitation, des circumfusa, des alti-
tudes, des ingesta, il se modifiera dans ses descendants
suivant les termes toniques de la formule des tonalités,
l'animal souche étant représenté par A^1 principe légal.

Si nous recherchons la loi de l'omaimogamie, nous voyons
aussi que, en mariant, en équationnant 1^1 pur avec 2^1 pur,
nous avons 3^1 pur ou A^1 principe $+$ R$^1 =$ B^1, car $1^1 + 2$
$= 3$. Si nous marions 2^1 avec 3^1, nous avons $2 + 3 = 5$,
ou R $+$ B $=$ D, cinquième tonalité de l'animal souche.

4

13° Acadabra ou abra (1), équationné, fournit, par sa triangulation élevée au carré, la formule en rapports simples des sept couleurs et de leurs diverses tonalités.

Formule des tonalités des sept couleurs.

Violet.	Indigo.	Bleu.	Vert.	Jaune.	Orangé.	Rouge.	Blanc.
a	c	a	d	a	b	r	a
a	c	a	d	a	b	r	a
a	c	a	d	a	b	r	a
a	c	a	d	a	b	r	a
a	c	a	d	a	b	r	a
a	c	a	d	a	b	r	a
a	c	a	d	a	b	r	a
a	c	a	d	a	b	r	a

La dégénérescence de la robe des animaux est la preuve de mariages éloignés, car si on les équationne ou si on les marie dans leur couleur omaimienne, c'est-à-dire entre propres parents de mêmes robes, la robe du produit ne peut varier que dans les tonalités de la couleur.

Un animal pur, c'est-à-dire dont le père et la mère pouvaient former une équation naturelle (2), est exempt de taches d'alliance, de *nœvi materni !*

(1) Abra, demoiselle suivante du principe : c'est la substance spirituelle !

(2) L'acte de la génération est une opération mathématique qui donne pour produit un être proportionnel aux ancêtres paternel et maternel ; si les facteurs sont dissemblables, le produit est *composite*.

La largeur des taches chez un produit de mélanges est en raison directe de la pureté et de l'opposition des types paternel et maternel à couleurs uniformes dissemblables qui l'ont engendré.

Un animal pur a sa robe uniforme jusqu'aux sabots ou jusqu'aux ongles; aucunes taches ne doivent se montrer à sa tête ou ailleurs, à moins qu'elles ne soient naturelles, comme les zébrures chez le zèbre ; il faut donc que les animaux s'équationnent dans leur progression tonique.

Acadabra quadrangulé donne les différentes tonalités d'une seule couleur omaimienne ; voici de beaux principes de physiologie établis par la formule algébrique acadabra.

Comme preuve de ce que nous avons avancé sur acadabra quadrangulé, nous dirons que :

Acadabra représente 8, 7, 6, 5, 4, 3, 2, 1 = 36 accords ; que ces accords étant des fractions des forces active et passive, nous y ajoutons un zéro fractionnel, ce qui fait 360. Acadabra ayant été quadrangulé, nous multiplions tous les termes en multipliant 360 par 360; nous obtenons 360 × 360 = 129,600, nombre qui, divisé par 3 éléments légaux d'accord, donne au quotient 43,200 accords vitaux constituants, à la surface de la sphère, qui, divisés par 2 représentant les deux forces active et passive, fournit 43,200 de force active et 43,200 de force passive en accords simples.

14° C'est aussi la formule mystérieuse abracadabra qui nous donne la solution des évolutions naturelles; ne représente-t-elle pas la loi naturelle des nombres ?

Les évolutions naturelles ne s'opèrent que de deux manières :

A. — Si la force passive pondérable ou de gravitation l'emporte sur la force active impondérable ou de circulation, il y a alors évolution d'excrétion, d'enfantement, de concrétion, de solidification (1), suivant le cas et les proportions.

B. — Si la force active l'emporte sur la force passive, il y a évolution de genèse, de génération, de reproduction ; il se forme de nouveaux accords de force active qui sollicitent la venue de nouveaux accords de force passive chez les espèces et en dehors des espèces, et toutes ces évolutions passives et actives se passent suivant les nombres proportionnels et progressionnels.

Ainsi, pour le premier cas, si dans un être il y a cinq accords de force passive produits par nutrition contre quatre accords de force active, un accord de force passive sera excrété, sécrété au dehors, sécrété ou fixé dans les tissus suivant sa nature, son emploi et l'organe auquel il appartient naturellement. De là souvent des embarras organiques.

Pour le second cas, s'il existe cinq accords de force active produits par nutrition contre quatre accords de force passive, un accord de force active produira un point d'évolution génésique dans l'organe auquel il appartient : de là souvent des genèses anormales ou supplémentaires dans les tissus ; la conception, comme la genèse, n'est que le résultat d'une double équation des fluides paternel et maternel.

(1) La nutrition est le fait de l'équation normale des deux forces.

```
A  B  R  A  C  A  D  A  B  R  A
   A  B  R  A  C  A  D  A  B  R
      A  B  R  A  C  A  D  A  B
         A  B  R  A  C  A  D  A
            A  B  R  A  C  A  D
               A  B  R  A  C  A
                  A  B  R  A  C
                     A  B  R  A
                        A  B  R
                           A  B
                              A
```

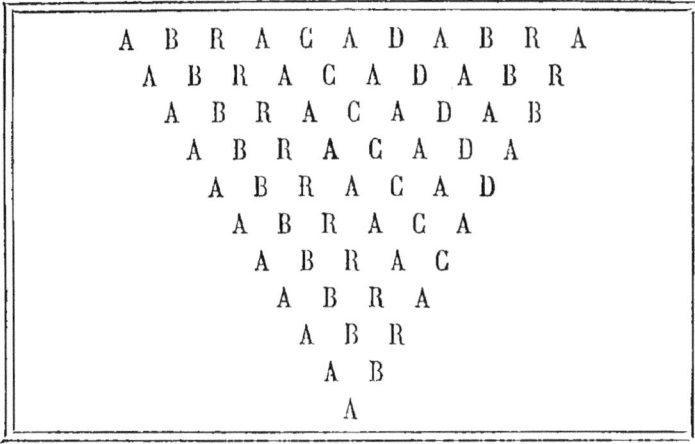

15° Les temps de la gestation chez les espèces sont dans les proportions et dans les progressions des accords, c'est encore Abracadabra qui le dit. Ces temps sont comme 1, 2, 3, 4, 5, 6, 7, 8, 9, 10, 11, etc., et la preuve naturelle est à l'appui de la formule ; pour ne citer que quelques exemples :

La jument porte....... 11 mois (1);

La vache............ 9 mois;

Le chien............ 2 mois 3 jours.

(1) Tout est en relation entre les animaux et les circumfusa, entre leurs forces intérieures et les forces extérieures. Voyez les émissions successives des œufs chez les poissons ; elles suivent le crescendo de la chaleur ambiante. Le brochet commence, puis la perche, le chevenne, le gardon, la vandoise, le goujon, la brème, se suivent. Vous voyez bien que tout s'équationne !

Quand nous apercevons un animal supérieur ou une plante à fleurs composées, il nous semble voir, que disons-nous? nous voyons réellement des équations complexes animales et végétales. Quelles multitudes d'équations des nombres dans ces multitudes d'espèces matérielles, végétales et animales, qui s'offrent sans cesse à nos regards étonnés ! Quelles splendeurs et quelles somptuosités d'harmonie divine nous fait découvrir la loi naturelle des nombres !

Chez les insectes se sont des jours, et chez les animalcules, des heures et des instants.

16° La formule Abracadabra triangulée exprime par ses lignes de termes verticaux-obliques le nombre des produits omaimiens ou toniques des espèces dans la gestation ou la génération ; produits qui sont représentés par les rapports simples 1, 2, 3, 4, 5, 6, 7, 8, 9, 10, 11; en effet : les espèces par la génération ont ou 1, ou 2, ou 3, ou 4, ou 5, ou 6, ou 7, ou 8, ou 9, ou 10, ou 11 produits; généralement les grands animaux n'ont qu'un produit, tandis que les petites espèces peuvent en avoir un grand nombre. Ce qui prouve que, chez les grands animaux, l'unité du circuit vital est entière ; l'unité ne multiplie pas, elle produit l'unité.

17° Abracadabra exprime les résistances que rencontrent les forces ou les résistances que les forces s'opposent. C'est pour cette raison que dans la formule les forces active et passive vont en sens inverse du mot Abracadabra équationné en A^1, soit pour la force active par chaque ligne horizontale en descendant, soit pour la force passive par chaque ligne verticale oblique en allant de droite à gauche, ou de A^1 à A^5.

Les résistances fractionnelles des forces active et passive sont donc proportionnelles et progressionnelles comme les alliances des accords de ces deux forces.

18° Sous la formule Abracadabra est cachée celle de la vie relative comme celle de la vie universelle. Cette formule cabalistique offre donc la propriété d'une triangulation de 11 degrés, qui donne la mesure de la circonférence du grand cercle terrestre, ainsi $11 \times 11 = 121 \times 3 = 363 - 3^x = 360$. C'est la mesure du circuit vital terrestre en degrés ou gerbes d'accords. Le degré pouvant être plus ou moins grand, ce circuit vital de 360 degrés est le symbole exact pour nous de l'équation vraie de la force vive ou active et de la force fixée ou passive, c'est-à-dire de la vie symbolique matériale, végétale et animale, ou de la vie relative dans les êtres et de la vie générale dans l'univers.

19° La plus petite équation des forces en circuit vital est un accord ou trois rayons organiques de force active, doublé d'un accord ou de trois rayons chimiques de force passive en trois alliances de rayons organiques et en trois alliances de rayons chimiques, plus les deux alliances des deux accords, car l'accord vital est composé d'un accord de chaque force.

Les circuits vitaux sont formés d'accords égaux de chaque force qui forment équation ; les circuits vitaux dans les espèces matériales, végétales et animales, sont donc comme leurs accords constituants ; les circuits augmentent comme les accords ; ils sont comme 1, 2, 3, 4, 5, 6, 7, 8, 9, 10, 11, 12, etc., 20, 30, 40, 50, 60, 70, 80, 90, 100, 120, 180, 360. On peut voir qu'ils sont proportionnels et progressionnels comme les espèces.

Il existe des circuits vitaux de toutes proportions pour satisfaire à la vie, depuis les animalcules jusqu'aux mammifères gigantesques.

Voici une nouvelle formule en fractions de la force organisable ou passive, et de la force organisante ou active, qui démontre les rapports de ces deux forces. Chaque A^5 équationnel égale un A^5 passif et un A^5 actif ; chaque 11 équationnel égale un 11 passif et un 11 actif.

Formule des rapports des deux forces passive et active.

Force organisable.	Force organisante.		
a r b a d a c a r b	a^s b r a c a d a b r a	ou 11 × 11 = 121	Produits des multiplications des ternes d'une seule force.
r b a d a c a r b	a b r a c a d a b r	ou 10 × 10 = 100	
b a d a c a r b	a b r a c a d a b	ou 9 × 9 = 81	
a d a c a r b	a b r a c a d a	ou 8 × 8 = 64	
d a c a r b	a b r a c a d	on 7 × 7 = 49	
a c a r b	a b r a c a	ou 6 × 6 = 36	
c a r b	a b r a c	ou 5 × 5 = 25	
a r b	a b r a	ou 4 × 4 = 16	
r b	a b r	ou 3 × 3 = 9	
b	a b	ou 2 × 2 = 4	
	a	ou 1 × 1 = 1	

Total, 506

Ligne équationnelle des deux forces :

Accords.

Total, 506

11	 11
10 11 10	 21
9 10 11 10 9	 30
8 9 10 11 10 9 8	 38
7 8 9 10 11 10 9 8 7	 45
6 7 8 9 10 11 10 9 8 7 6	 51
5 6 7 8 9 10 11 10 9 8 7 6 5	 56
4 5 6 7 8 9 10 11 10 9 8 7 6 5 4	 60
3 4 5 6 7 8 9 10 11 10 9 8 7 6 5 4 3	 63
2 3 4 5 6 7 8 9 10 11 10 9 8 7 6 5 4 3 2	 65
1 2 3 4 5 6 7 8 9 10 11 10 9 8 7 6 5 4 3 2 1	 66

Produits des additions des accords d'une seule force.

Force organisable.　　Force organisante.

Il est facile de comprendre par cette nouvelle formule, présentée en lettres et en chiffres, pour bien faire saisir l'ensemble des deux forces, que la force organisable a été dédoublée de la force organisante. La formule Abracadabra triangulée a été ouverte, comme les deux feuillets d'un livre, sur les lignes équationnelles des A^s et des 11.

En multipliant, dans la formule algébrique, les termes d'une même force par eux-mêmes dans chaque ligne horizontale, on obtient une série de nombres carrés de 121 à 1 qui, par addition, forment un total de 506 accords d'une seule force.

En additionnant dans la formule numérique renversée placée au-dessous de l'algébrique les lignes horizontales des accords d'une seule force, on obtient une suite de totaux qui, par une nouvelle addition, fournissent un total général de 506 accords d'une seule force.

Si l'on divise les 506 accords par 3 éléments légaux d'accord, on obtient le nombre 168/2 ; en multipliant 506 par 168/2 on a 85,109/2, qui, divisés par 2 représentant les deux forces, donne 42,554/6

En ajoutant à ce nombre le nombre d'accords de la force passive.   506

En y ajoutant 10 accords équationnels . . .   10

Plus les accords du plus grand circuit d'accords des deux forces, c'est-à-dire le premier, moins les deux accords (principe légal)   130

Nous obtenons la surface de la sphère des accords des deux forces.   43,200/6

Ces deux formules représentent exactement les proportions et les progressions des deux forces active et passive séparément et réunies.

Les accords passifs ou de force passive ou chimique, les accords actifs ou de force active ou organique, par leur réunion en quantités égales, forment les accords vitaux ; pour obtenir les accords vitaux, il faut refermer les deux feuillets de la formule de la force organisable et de la force organisante ; alors chaque terme de la formule simple Abracadabra sera constitué d'accords vitaux formés des accords toniques des deux forces.

Table des nombres proportionnels et progressionnels, des accords vitaux formés de deux nombres semblables, d'accords de force active et d'accords de force passive.

Table indicative.

Accords de force active.	1,	2,	3,	4,	5,	6,	7,	8,	9,	10,	etc.,	20,	30,	40;
	+	+	+	+	+	+	+	+	+	+		+	+	+
Accords de force passive.	1,	2,	3,	4,	5,	6,	7,	8,	9,	10,	etc.,	20,	30,	40;
	‖	‖	‖	‖	‖	‖	‖	‖	‖	‖		‖	‖	‖
Accords vitaux ou équation d'accords.	1,	2,	3,	4,	5,	6,	7,	8,	9,	10	etc.,	20,	30,	40.

SUITE.

Accords de force active.	50,	60,	70,	80,	90,	100,	120,	180,	360,	43,200;
	+	+	+	+	+	+	+	+	+	+
Accords de force passive.	50,	60,	70,	80,	90,	100,	120,	180,	360,	43,200;
	‖	‖	‖	‖	‖	‖	‖	‖	‖	‖
Accords vitaux ou équation d'accords.	50,	60,	70,	80,	90,	100,	120,	180,	360,	43,200.

Les accords vitaux, étant formés par des quantités éga les d'accords des deux forces active et passive, sont des équations numériques d'accords.

Cette table peut faire comprendre les rapports du nombre des équations dans un organe lorsqu'il est égal ou inégal avec celui des accords constituants d'une ou plusieurs de ces équations.

Ainsi un pétale de la grande marguerite présente environ soixante rangées équationnelles de cellules, et environ cent vingt cellules par rangée, ce qui donne le résultat suivant par addition, $60 + 120 = 180$, et par multiplication, ce qui fournit alors le nombre exact de cellules, $60 \times 120 = 7,200$.

Le nombre de $180 \times 2 = 360$,

360 ou le circuit vital des accords.

Le nombre de $7,200 \times 2 = 14,400$,

$14,400 \times 3$ donne les accords de la surface de la sphère ou 43,200.

Ici 2 est le représentant des deux forces active et passive, et la cellule un terme formé d'accords constituants. Nous dirons plus tard quel est le nombre particulier des accords des diverses cellules; quant à présent, nous savons que les accords génitaux d'un pétale de la grande marguerite représentent les accords de la surface de la sphère.

20° Si l'on sépare de la formule Abracadabra élevée au carré les fractions représentées par la formule suivante, on obtient la formule expressive de la force déterminée ou celle du quart de la circonférence des accords du circuit vital.

Formule du quart de la circonférence des accords du circuit vital en rapport simple.

[1]A . . .	1	accords.
[2]R A . . .	3	—
[3]B R A . . .	6	—
[4]A B R A . . .	10	—
[5]D A B R A . . .	15	—
[6]A D A B R A^{Équationnel.}	21	—
D A B R A . . .	15	—
A B R A . .	10	—
B R A . . .	6	—
R A . . .	3	—
A . . .	1	—

FORCE DÉTERMINÉE.

91 accords, =
= moins l'A équationnel, accord principe ; ainsi,
$90 \times 4 = 360$, ou le circuit vital.

21° En analysant Adabra comme nous allons l'exécuter, c'est-à-dire en établissant les carrés des deux forces active et passive, ou, si l'on veut, en additionnant leurs accords dans chaque qualité, on obtient des totaux équivalents d'accords de force passive et de force active, de constitution d'un quart de circonférence organique, que l'on peut élever à la circonférence organique par l'addition des nombres immuables produits.

...mule du quart de circuit organique et vital des deux forces en rapport simple.

```
        a  d  a  b  r  a
                              1   90  force passive.
        a  d  a  b  r
                           4
        a  d  a  b
                        9
        a  d  a
                     16
        a  d
                  25
  φ  r  a  c  a        36
                       36                    =  180
  φ  r  a  c            25
  φ  r  a            16
  φ  r             9
 ·φ             4
                              1   90  force active.
```

...aux des accords des deux forces, 72|50|32|18| 8 =   180

Circuit vital.   360

Dans ce calcul, on doit supprimer l'accord principe-légal de force active et l'accord principe-légal de force passive ou l'A actif et l'A passif.

Maintenant, en multipliant 360 par 120, on obtient 43,200, qui constituent le nombre d'accords de la surface de la sphère en circulation matérielle, végétale et animale.

La force active ou organisante est formée de rayons

organiques ayant des rapports avec la lumière, le calorique et l'électricité.

La force passive ou organisable est formée de rayons chimiques équivalents à ces trois éléments de la force active.

La formule dont nous venons d'exposer les résultats peut également expliquer l'action de la lumière dans la photographie.

Dans la photographie, la lumière, qui ne voyage jamais seule, car elle est toujours accompagnée de *ses congénères en doses égales,* est la force active; elle impressionne la préparation chimique du papier dit *sensible,* suivant des proportions et par équations. Ainsi la force active modifie la force fixée, passive, dans le papier, et cela par quantités et qualités réciproques; *les forces agissent l'une sur l'autre par quantités réciproques.*

Tous les faits de la nature seront donc expliqués par nos moyens physiologiques.

22° Abracadabra élevé au carré donne la formule de nutrition, de cristallisation, d'incubation des œufs, de construction, d'expansion et de concentration, *car le rayonnement d'un carré et celui d'un cercle de force est le même ainsi que celui d'un cube et d'une sphère de cette même force,* ils donnent enfin la *formule de la genèse* (1).

En offrant à la science la formule de la genèse, nous

----

(1) Si la genèse implique l'existence de la cause première spirituelle et divine, les trois règnes de la nature ne demandent qu'un simple principe moteur pour être compris.

C'est pour cette raison que les vrais philosophes n'accepteront jamais cette idée restreinte des règnes, cet état de l'*ego-sum* purement matériel.

livrons aux savants la plus haute connaissance à laquelle
l'homme pouvait atteindre.

C'est la formule suivante :

Formule de la genèse.

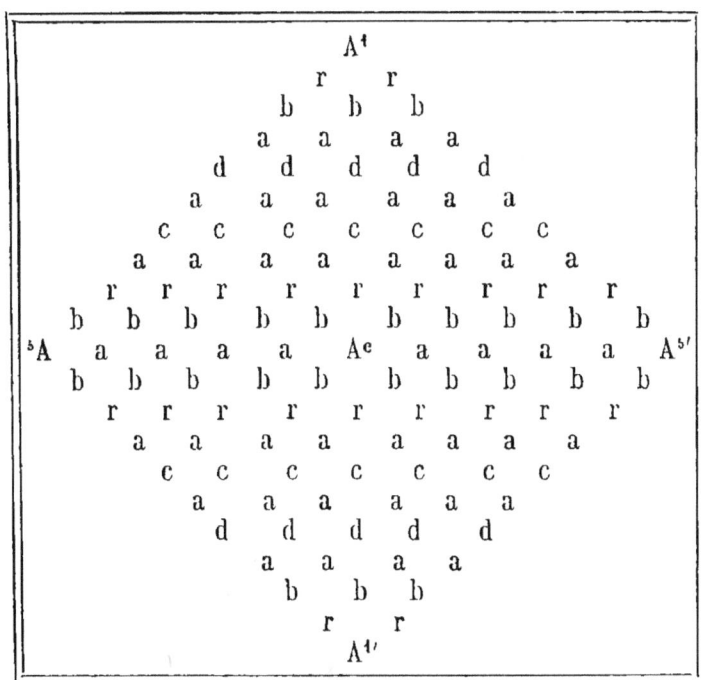

```
                        A¹
                    r       r
                b       b       b
            a       a       a       a
        d       d       d       d       d
        a       a       a       a       a       a
      c       c       c       c       c       c       c
    a       a       a       a       a       a       a       a
  r       r       r       r       r       r       r       r       r
  b   b   b       b   b       b   b   b       b   b       b
ᵇA  a   a   a   a       Aᶜ      a   a   a   a   Aᵇ'
  b   b   b       b   b       b   b   b       b   b       b
    r   r   r       r   r       r   r   r       r
      a   a   a   a       a   a   a   a
        c   c   c   c       c   c   c
          a   a   a       a   a   a
            d   d   d   d       d
              a   a   a   a
                b   b   b
                  r       r
                    A¹'
```

L'axe ou la colonne vertébraie sont représentés par la
ligne équationnelle verticale de A¹ à A¹' ou A¹, b, d, c,
r Aᶜ r c d b A¹'.

Les forces vont vers la tête A¹' par un cordon chez les
espèces organisées et successivement à l'extérieur du
centre aux faces pour les cristallisations; et dans les

cellules, les fibres, les membranes, les corps globulaires parenchymateux du point d'évolution.

L'A^e du centre représente le point d'évolution, le nombril des forces, l'A^1 supérieur la base, l'$A^{1\prime}$ inférieur le sommet ou la tête.

A partir de l'A^1 supérieur, les deux côtés arbadacarba représentent les deux jambes repliées; à partir de l'$A^{1\prime}$ inférieur, les deux côtés abracadabra représentent les deux bras repliés.

Nous ne voulons pas en dire davantage pour le moment. Cependant nous ajouterons que la ligne transverse de A^s représente encore l'équilibre des forces des deux côtés de la ligne médiane de l'axe ou de la colonne vertébrale équationnée à l'A^e central.

Plus tard nous expliquerons la nutrition, la composition et la décomposition (1) qui reposent sur la connaissance de l'équilibre des deux forces.

23° Abracalan exprime l'union de la substance-principe spirituelle et de la substance déterminée ou légalisée, et l'incarnation de la première dans la seconde.

En effet abra est Isis et acalan Osiris ; équationnés en a^3 première ligne, en r^1 seconde ligne, en b^1 troisième ligne, en a^4 quatrième ligne, ils donnent les formules suivantes ·

_____

(1) Productions anormales, tubercules, tumeurs, etc. (force passive fixée), pourra-t-on jamais vous faire disparaître et vous dissoudre? Il s'agit peut-être de trouver les tonalités actives respectives de vos états.   ·

Formule de l'union et de l'incarnation.

SUBSTANCE indéterminée.	UNION et incarnation.	SUBSTANCE simple déterminée.
4 3 2 1 a b r a 10	4 3 2 1 a b r a c a l a n	6 5 4 3 2 1 a c a l a n 21
a b r 9	a b r a c a l a	a c a l a 20
a b 7	a b r a c a l	a c a l 18
a 4 ——— 30 accords.	4 3 2 a b r a c a	a c a 15
	a b r a c	a c 11
	a b r a	a 6 ——— 91 accords.
	a b r	
	a b	
	a	

Il reste $\overset{7}{8\ \overline{r}}$ . . 7

$\overline{9\ \overline{b}\ r}$ . . 15

$\overline{a}\ b\ r$ . . 24

a b r . . 24 $\Bigg\}$ = abra, 30, substance indéterminée

a b r . . 24   acalan, 91, substance déterminée.

a b . . 17

a . . 9   ..

120 acc. contrôleurs. 121 accords — 1
ou l'accord-principe légal multiplicateur.

D'où l'on conclut que 120×3 éléments d'accord légal $= 360$ le circuit vital, et que 3 éléments immatériels de la substance-principe spirituelle existent dans la substance déterminée.

Car $30 \times 3 = 90$; est-ce la formule de l'incarnation théologique des anciens? Voici ce qui portait les cabalistes, assyriens, égyptiens, juifs et syriens à faire adorer les idoles, ils avaient tout aussi raison de faire adorer des images que bien d'autres qui n'ont même pas su les copier et qui sont tombés dans le sentiment, l'imaginaire, le roman ou l'orgueil, sans avoir leur science.

Ce qui nous a surtout aidé à découvrir les si belles propriétés des formules cabalistiques, c'est notre triangulation des couleurs de la robe des chevaux domestiques (1) ; l'analogie et nos études sur les proportions et les progressions dans les espèces naturelles symboliques nous ont aussi ouvert cette voie nouvelle.

Voici les renseignements que nous avons pu obtenir d'Abracadabra et d'Abracalan; plus tard nous en dirons davantage.

Maintenant passons à l'explication du mot Abrasaxas.

Pour obtenir de l'effet de ce mot dans les maladies, Basilide l'Égyptien prétendait qu'il fallait l'inscrire à la circonférence d'un cercle.

Ce renseignement si incomplet est très-précieux pour nous, car en le réunissant aux connaissances que nous possédons déjà et en laissant de côté l'effet prétendu médical de ce mot (2), nous allons découvrir son explication et son application physiologiques.

Pour nous, Abrasaxas triangulé comme Abracalan peut devenir la formule de l'incarnation divine; mais laissant encore de côté son application théologique, nous n'envisa-

---

(1) Nous rappelons ici en passant que tout ce que nous avons dit pour et sur le cheval est applicable à tous les animaux ; c'est un type d'étude.

(2) Le mot Abrasaxas, *comme talisman,* voulait dire : Incarnez-vous régulièrement et vous ne serez pas malades.

gerons ici que son explication de l'incarnation physiologique.

24° Si Abracadabra est surtout la formule de la maté-
rialisation, de la corporification et de la personnification,
puisqu'il fournit les équations matériales, végétales et
animales, Abrasaxas sera la formule de l'incarnation végétale et animale en surface et en solidité. Mais ce qu'il y
a de très-curieux, c'est que la représentation naturelle
de l'incarnation physiologique est fournie par la toile de
l'araignée et cet insecte même.

L'araignée est l'image de la force active, ou vive, ou organisante ; le fil de soie, celle de la force passive ou organisable qui va être fixée par la force active, à des
points particuliers, par quantités et par qualités.

Les rayons de la toile; celle encore de la force active
dans le mouvement centrifuge, et enfin les rangs de fils
circulaires représentent la force active dans le mouvement giratoire.

Les points d'entre-croisement des fils, les alliances progressionnelles et proportionnelles des accords des deux
forces active et passive.

Quoi de plus intéressant et de plus remarquable que
de voir des insectes enseigner à l'homme la physiologie!
Les fourmis lui démontrent l'épargne, et les abeilles l'ordre
intérieur particulier et public!

Les animaux sont les images de nos instincts, de nos
sentiments, de notre intelligence, parce qu'ils ont en
eux-mêmes les quantités et les qualités en substance,
en force et en mesure pour des buts particuliers.

Formule de l'incarnation des forces active et passive par mouvements giratoire, centrifuge, centripète, etc., dans le cercle et dans la sphère.

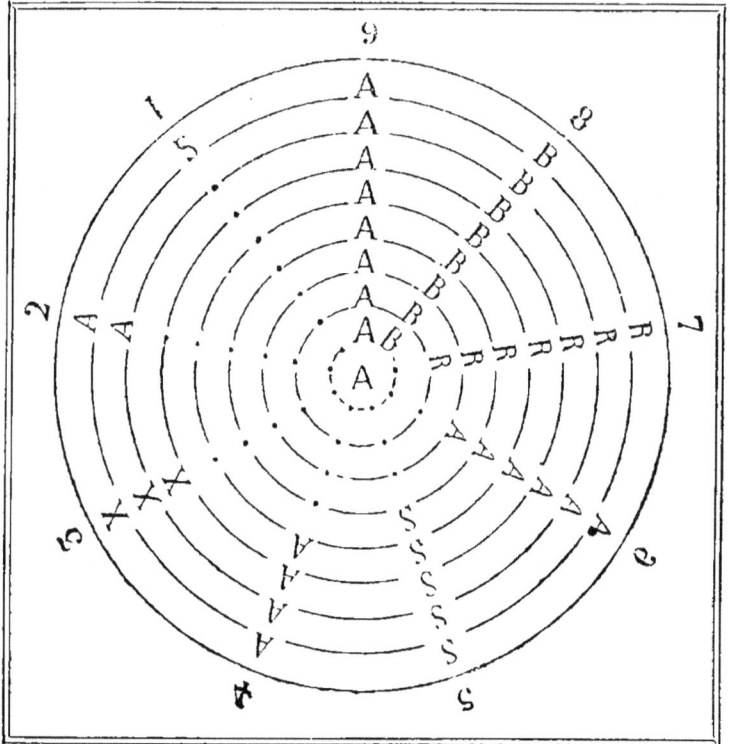

Pour étudier convenablement cette formule, sachons bien qu'un accord organique ou chimique est constitué de trois addents en équation ; qu'un accord est un élément d'un chapelet d'harmonie formé d'accords successifs en tonalités proportionnelles et progressionnelles ; trois rayons impondérables forment donc les addents d'un accord ; unis, suivant leur longueur pendant leur circulation, ils s'établissent, en chapelet ou en gamme, en largeur, et, dans cet état, si des rayons organiques rencontrent des rayons

chimiques qui leur soient proportionnels ou progressionnels, ils les infléchissent et les fixent suivant des angles
ou des courbes proportionnels et progressionnels à leurs
quantités et à leurs qualités.

Un organe plein, parenchymateux, celluleux et globulaire
étant donné : pour obtenir le nombre de ses points génésiques et de ses accords constituants, il suffit de multi-
plier la surface par le tiers du rayon, comme si l'on voulait connaître les points solides et la solidité d'une sphère.

Pour un organe cylindrique, il est nécessaire de multi-
plier la surface de la base par la hauteur de ce cylindre.

Si c'est une partie en pyramide ou en cône, il faut mul-
tiplier la surface de la base par le tiers de la hauteur, etc.

La cellule étant l'élément de constitution des parties organiques, on doit connaître son nombre d'accords constituants à son entier développement; dans le principe, c'est
une équation double qui lui a donné naissance, c'est-à-dire
deux accords actifs et deux accords passifs.

En recherchant le nombre des accords du tissu d'un organe, on doit donc avoir en vue premièrement : *le nombre
des points équationnels d'évolution génésique* des cellules
qui correspond au nombre des cellules; mais aussi le
nombre des accords de la cellule parfaite, qui, multiplié
par le nombre des cellules, produira le nombre des accords
du tissu de l'organe, en tenant compte, pour y arriver, des
moyens de calcul indiqués plus haut. Pour utiliser nos
connaissances, il faut considérer *chaque lettre de la
formule circulaire* comme étant représentative d'un nombre
d'accords de la force active et d'un nombre semblable
d'accords de la force passive.

Le point **A** du centre est le point d'entrée ou d'évolution des forces active et passive, c'est la macule du cris-

tal, le hile de la graine, l'ombilic de l'embryon-fœtus; c'est le point d'introduction des forces nutritives, le point d'interférence.

Chacun des neuf rayons de la formule circulaire sont neuf grandes divisions des deux forces, en neuf progressions de termes proportionnels ou accords vitaux, formés par des accords de force active et des accords de force passive.

S'il s'agissait ici de cristallisation, la force active agirait du centre par rayonnement centrifuge et la force passive successivement à l'extérieur (1); mais il est question *d'incarnation physiologique :* les forces agissant alors de dedans en dehors (2) en s'introduisant par le moyen des vaisseaux, soit à l'aide d'un cordon ombilical, soit d'un pédicule ou d'un pédoncule, et, une fois introduites au point d'évolution, elles agissent par circulation centrifuge et giratoire, et suivant des dispositions qui toutes se résument en équations dans une solidité sphérique.

Les divers mouvements des forces que nous avons déjà indiqués sont produits dans toutes les circonstances par leurs courants qui se marient, se combinent successivement dans chaque terme, dans chaque cellule, dans chaque fibre, dans chaque faisceau, où il s'établit des quantités et des qualités proportionnelles et progressionnelles, équationnées dans chaque terme, avec émission des deux forces surabondantes par des mouvements partiels latéraux continus, dont l'ensemble produit le mouvement giratoire et les divers mouvements constituants, jusqu'à l'incarnation complète des deux forces par équation ou quantités égales dans la solidité sphérique.

(1) Les anatonistes disent par juxtaposition.
(2) Les anatonistes disent par intussusception.

En d'autres termes, les mouvements giratoire et autres sont formés de mouvements partiels qui s'équationnent successivement dans les cellules, les fibres, les membranes, les organes, dans la fixation de la force passive par la force active.

Les mouvements de la force active organique se continuent après la fixation et entretiennent la vie de composition et de décomposition de tissu par l'intermédiaire des spirules des nerfs organiques et des vaisseaux chez les végétaux et les animaux supérieurs, et par l'intermédiaire des cellules chez les êtres cellulaires.

Dans la formule circulaire, on peut considérer, pour un moment, les progressions des proportions d'accords comme n'appartenant qu'à la force active, alors elles seront représentées par A, AB, ABR, ABRA, ABRAS, ABRASA, ABRASAX, ABRASAXA, ABRASAXAS.

Dans le tronc d'arbre coupé en travers, les marques hiéroglyphiques des forces sont le résultat d'actions successives coniques en étuis à partir du nœud vital agissant en dehors du liber et alors de dehors en dedans ; mais il y a de grands courants organiques à partir du nœud vital qui forment les feuillets qui divisent le cercle du cône en rayons.

Si l'on considère le tronc d'un arbre comme un cylindre, chaque coupe horizontale sera le plan d'un grand cercle qui représentera celui de la base au nœud vital ; on pourra alors parfaitement calculer les points génésiques d'accords comme s'il s'agissait des points solides de la solidité d'un cylindre, en multipliant la surface du cercle-base par la hauteur de l'arbre-cylindre.

Les traces des forces sont le résultat de l'équation des fibres, qui indique l'équation des accords en hauteur, en diamètre et en circonférence pour le tronc, et, en longueur, en largeur et en épaisseur pour les feuilles.

ABRASAXAS est donc la proportion complète et complexe de la force active en circulation et chaque lettre représente ses qualités, qui fixent successivement la force passive par égalité de quantités réciproques d'accords actifs et passifs.

Voici donc l'incarnation.

26 ABRASAXAS donne :

a b r a s a x a s	45 accords vi-	9-8-7-6-5-4-3-2-1	45 accords actifs	
9-8-7-6-5-4-3-2-1	taux compo- sés de	9-8-7-6-5-4-3-2-1	45 accords passifs	=
	45 accords vitaux ou équations d'accords simples.			

L'A central étant considéré comme le point d'évolution, nous voyons que le plan du cercle Abrasaxas est la plus grande expression possible des forces active et passive en circulation, et des forces active et passive à l'état de fixation et d'incarnation ; tous les termes en font foi.

ABRASAXAS donne 45 termes, 45 est donc le huitième de la somme des divers arcs de cercle que parcourt la force active chez un quadrumane, un quadrupède et même chez l'homme, et, en effet, il y a l'aller et le retour dans chaque membre.

Aussi $45 \times 8 = 360$ accords de force active doublés de 360 accords de force passive en 360 accords vitaux.

On peut donc établir la formule suivante : (1)

(1) Dans cette formule il n'est point question des hiéroglyphes osseux et de leurs points d'ossification qui fournissent les mêmes nombres.

Gauche.	Accords de force active.		Accords de force passive.
Membre supérieur.	90	+	90
Membre inférieur..	90	+	90
Droite.	+	A	÷
Membre supérieur.	90	+	90
Membre inférieur..	90	+	90
Accords actifs. 360			360 accords passifs.

360 accords vitaux dans chaque circuit ; nous expliquerons cela dans un autre travail.

Cependant, disons de suite que, en élevant 360, qui est le circuit vital organique, à la surface de la sphère, on obtient : $360 \times 120 = 43,200$ accords vitaux d'incarnation dans chaque surface sphérique (1), c'est-à-dire 43,200 accords de force active ou organisante ; et 43,200 accords de force passive ou organisable, en 129,600 rayons organiques et 129,600 rayons chimiques ; rayons élémentaires de constitution. Voici une idée générale du fait, plus tard nous donnerons les explications.

Les divers arcs de cercles de la formule circulaire de l'incarnation fournissent les divers circuits d'accords vitaux des différents organes, en les calculant toujours dans les plus grandes irradiations, soit des membres, soit des appendices, à partir d'un point d'évolution des forces et toujours dans les hiéroglyphes naturels, tels que : les

(1) La raie de mulet, la crinière chez le cheval, les crêtes, les raphés, les lignes médianes, etc., ne sont que des lignes équationnelles.

points d'ossification, les taches naturelles, les plaques, les écailles, les plumes, les poils, etc., etc.

La formule de l'incarnation fournit le nombre des accords constituants : la cellule, la fibre, les membranes et celles des os et des organes (1), si l'on multiplie convenablement les nombres. Au reste, nous en parlerons d'une manière détaillée dans un nouveau travail.

Exemple fictif de l'équation des forces active et passive dans l'incarnation végétale et animale.

Formule circulaire étendue en lignes droites verticales.

Parties molles,	$\left.\begin{array}{c}3\\3\\6\\3\\3\end{array}\right\}$ ou	$\left.\begin{array}{c}30\\30\\60\\30\\30\end{array}\right\}$ — Ligne équationnelle.	Équation des forces actives et passives en rapports trinitaires et décimaux.
+	+	+	
Parties solides,	$\left.\begin{array}{c}3\\3\\6\\3\\3\end{array}\right\}$ ou	$\left.\begin{array}{c}30\\30\\60\\30\\30\end{array}\right\}$ — Ligne équationnelle.	
	36	360	

Autant de rangées de cellules, autant d'équations de termes toniques formés de nombres d'accords vitaux.

Conservons ces documents, plus tard nous en connaîtrons l'application et l'explication physiologiques.

Ces formules circulaires représentent un élément du chapelet des forces à l'état d'incarnation, dans les granules, les cellules, les fibres, les membranes, les organes, les vaisseaux, les parenchymes, les os, les espèces végétales et animales à leur début embryonnaire.

---

(1) **Entre les divers animaux**, il existe des accords de différence, et chez chacun des accords disposés différemment.

Formules circulaires de l'équation des forces actives et passives chez l'embryon.

Un élément du chapelet des forces, chez l'embryon, au début.

EN ACCORDS.	EN RAYONS.

Réflexions.

La plus haute antiquité, l'antiquité antérieure aux Assyriens et aux Égyptiens, qui conservèrent religieusement les conquêtes scientifiques de leurs prédécesseurs asiatiques, laissant de côté toutes choses mensongères (1), avait compris Dieu par les lois naturelles; n'est-ce point le seul moyen qu'ont tous les hommes *nés de la femme* de

(1) Ne patronnez que les vérités expliquées, car sans cela vous tomberiez dans l'ornière des tables tournantes et des spirits, etc., qui ne sont pas des vérités. Respectez la foi chez l'homme dans n'importe quel sens elle soit dirigée, mais empêchez et annulez le plus tôt possible le prosélytisme dominateur et usuraire, c'est tout! Aussitôt qu'une vérité est expliquée et constatée, faites qu'il n'y ait qu'une même direction d'enseignement de cette vérité; comme il ne doit y avoir qu'un État dans l'État, faites qu'il n'y ait qu'un enseignement public proportionnel et progressionnel; laissez les publications libres même sur les choses qui ne sont pas des vérités expliquées et constatées, et si ces publications blessent les mœurs présentes dans l'individu, la société, la religion, la justice, etc., au lieu de les détruire conservez-les comme renseignements dans une bibliothèque spéciale.

le comprendre, puisque ces lois seules symbolisent la splendeur de son harmonie (1)? Ou du moins c'est ce que nous avons cru voir; c'est, d'après nous, pour cette raison que l'on adorait les animaux les plus terribles, dont le mécanisme équationnel, dont l'ensemble des forces active et passive constituantes, équilibrées dans leurs divers systèmes, sont si admirablement établis qu'ils font découvrir que toutes les espèces sont les symbolisations de l'esprit parfait d'harmonie de Dieu dans les lois de la nature.

Étudiez le crocodile, cet animal hideux et si dangereux pour l'homme, et vous trouverez en lui des quantités et des qualités qui constituent un équilibre parfait dans un but physiologique toujours atteint.

Chez toutes les espèces, qu'elles soient loup ou cheval, panthère ou gazelle, tanche ou brochet, cicendelle ou bombyx, patelle, crabe ou aplysie, rayon fluide ou cristal, vous trouverez toujours en elles des quantités et des qualités dans un état équationnel admirable, pour un but physiologique toujours atteint. Que d'enseignements dans la nature, que de richesses à étudier, que d'exemples d'harmonie dans l'équilibre des forces composantes chez les infusoires, les vers, les crustacés, les mollusques, les insectes, les poissons, les reptiles, les oiseaux, les mammifères, l'homme!

En présence de ce qui est si spirituel dans ses lois, si beau, si laid, si bon, si dangereux, si terrible ou si doux pour nous dans ses ressorts, si universel et si immuable dans son expression, si libre dans ses actions;

(1) On ne comprendra bien l'*harmonie divine* que lorsqu'un certain nombre d'êtres auront été étudiés dans leurs accords et leurs rayons constituants.

En présence de cet ensemble de nombres équationnés (1) et de ces équilibres d'harmonie, dont nous n'avons pu connaître la profondeur que par le calcul, la logique, le temps, l'analyse, la synthèse, l'enregistrement des siècles et le concours des travaux des sages de l'antiquité ;

En présence de cette majesté d'esprit légal, de cette grandeur de conception, de cette vaste exécution universellement définie par les symboles naturels et les hiéroglyphes des espèces qui ne peuvent venir que de Dieu,

Que les matérialistes ouvrent les mêmes yeux d'admiration que ces statues assyriennes, géants d'intelligence, qui broient de leur bras puissant, représentant la force active, la force brutale ou passive sous la figure du lion !

L'explication des formules cabalistiques ouvre une voie positive à l'interprétation de tous les symboles sacerdotaux, à celle de tous les hiéroglyphes monumentaux (2) : nous avons la clef de tous les symboles. Voyez ces ailes écartées, étalées, ces statues à pose équilibrée, ces personnages composites, ces génies à deux et à quatre ailes, ces sphinx, ces globes ailés, etc., etc. ; toutes ces images exposent l'équilibre des forces, l'équation animale, les nombres sacrés, la loi naturelle des proportions et des progressions.

(1) Tous les résultats se déduisent des équations : le laid, le beau, le bon, le mauvais, le terrible, l'odorant, l'harmonieux, etc., etc.

(2) Si l'art a ses musées, l'*histoire philosophique* doit avoir les siens : nous demandons donc la création d'un *musée philosophique spécial*, pour l'étude du symbolisme chez les divers peuples ; alors on comprendra l'importance de certaines collections d'antiquité qui jusqu'à présent, objets de pure curiosité irréfléchie, ne servent ni l'art, ni l'industrie, ni le commerce, ni la science.

J.-E. CORNAY.

Nota. Ce travail a été terminé le 1er janvier 1862.

Ah ! que de vraie piété cachée sous ces monuments des anciens peuples, qui n'auraient pu être construits pour satisfaire au seul orgueil des hommes !

Cette piété s'est emparée de notre esprit, elle a aussi concouru à notre résultat dans l'explication des formules mystérieuses de l'antiquité cabaliste, en donnant à nos travaux sur la loi naturelle et sur la genèse, par une application soutenue, ce cachet de vérité qui seul peut confondre toutes les injustices humaines, et détruire peut-être à notre égard certaines tiédeurs.

Société des Sciences de Douai.

Nous venons de recevoir un diplôme de la Commission de la Société des Sciences de Douai, qui a eu la bonté et la bonne pensée protectrice de nous nommer membre correspondant pour la section d'histoire naturelle. Ne lui ayant fait aucune demande à ce sujet, nous considérons notre nomination faite dans ces conditions, comme un de ces procédés de haute politesse qui remplissent ceux qui en sont l'objet d'une si grande reconnaissance qu'ils ne savent comment l'exprimer à leurs estimables confrères dont ils ne connaissent que la renommée.

Messieurs, et désormais nos chers confrères de la Société des Sciences de Douai, nous saisissons avec empressement l'occasion que nous offre la publication de cet opuscule sur les forces vitales pour vous remercier publiquement de notre nomination, que nous envisageons comme un excellent et digne encouragement de votre part à nos difficiles travaux de physiologie transcendante.

Nous avons connu intimement deux naturalistes de Douai :

Adulphe Delegorgue, l'éminent et chevaleresque voyageur sud-africain, qui s'est rendu célèbre par ses chasses aux animaux redoutables, et qui avait acquis le surnom de *tueur d'éléphants* par opposition à celui de *tueur de lions*, que l'on avait donné à M. Jules Gérard ;

Et Valéry Potiez, cet homme instruit, aimable, savant et intelligent.

Ces deux hommes d'activité sont morts l'un et l'autre au moment où ils rendaient les plus importants services à la cause de la science.

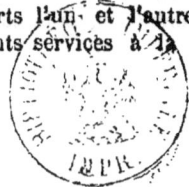

TABLE INDICATIVE

DES

PRINCIPAUX FAITS DE CE TRAVAIL.

———

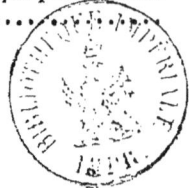

PARIS. — IMPRIMERIE CENTRALE DES CHEMINS DE FER DE NAPOLÉON CHAIX ET Cᵉ, RUE BERGÈRE 20. — 5084.

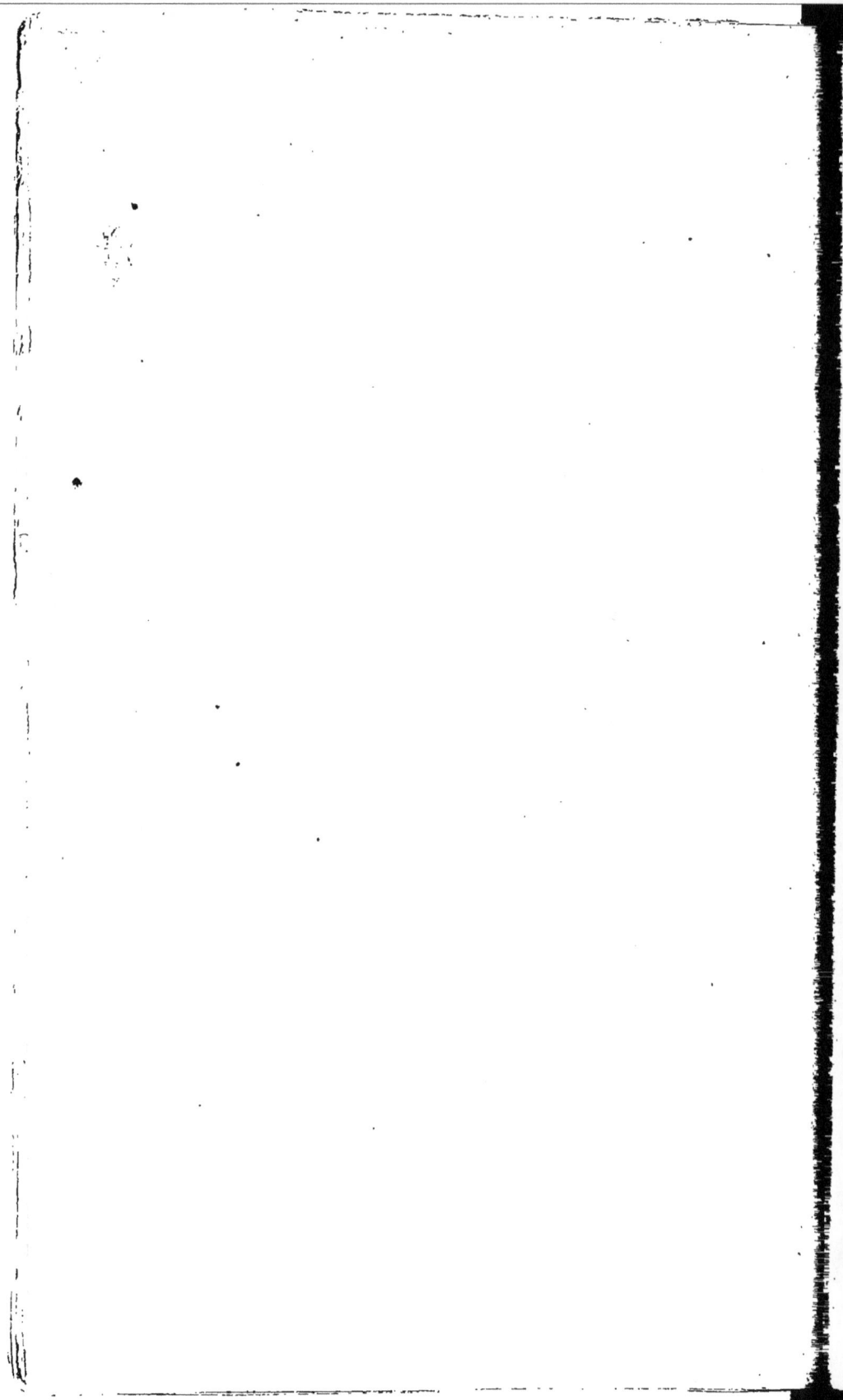

PHYSIOLOGIE.

OUVRAGES DE M. LE Dʳ J.-E. CORNAY

QUI SE TROUVENT

CHEZ MM. J.-B. BAILLIÈRE ET FILS, LIBRAIRES,

Rue Hautefeuille, 19

Considérations générales sur la classification des Oiseaux, étude de l'os palatin. — 1847, in-8°.

Éléments de Morphologie humaine. — *Physionomie de relation,* localisation physionomique des plis faciaux représentatifs des différents actes de relation; — *Physionomie naturelle,* genèse des formes, loi d'ordre universel; — *Physionomie anormale,* appréciation des lois, des théories et des faits relatifs à la genèse des organes; pour servir à l'étude des races. — 1850, grand in-18°, *avec douze planches* (épuisé). — Il en reste trente-deux exemplaires avec deux *planches seulement* (l'exʳᵉ). 5 fr.

Principes de Physiologie et Éléments de Morphogénie générale, ou *Traité de la distribution des matériaux de formation dans les espèces naturelles.* — Unité de matière, Electromotion, Polarisations, Transmutation, les Espèces, le Fluide organique, le Système nerveux des végétaux, la Genèse des formes des espèces naturelles, etc. — 1853, grand in-18, accompagné de *dix planches*.......................... 4 fr.

Principes d'Adénisation, ou *Traité de l'ablation des glandes nido-riennes,* qui communiquent, par leur sécrétion, plus ou moins fétide, un mauvais goût aux espèces animales alimentaires, et donnent une odeur insupportable aux espèces d'agrément, et *Exposition générale des règles à suivre* dans l'amélioration de la chair des animaux, *avec une planche.* — Grand in-18; Paris, 15 juillet 1859.......................... 2 fr. 50

Mémoires sur les causes de la coloration des œufs des oiseaux et des parties organiques végétales et animales, 1ᵉʳ mai 1860, grand in-8°, et juillet 1860 (deux parties).......................... 2 fr.

De la Reconstruction du cheval sauvage primitif et de la restauration, par l'omaimogamie, de nos races chevalines régionales altérées par la sélection et le croisement. Paris, 25 octobre 1864 (v. à l'ét. sᵗ).......................... 2 fr.

Principes de Physiologie et Exposition de la loi divine d'harmonie, ou *Traité de la distribution légale des espèces dans la nature;* ouvrage dans lequel M. le docteur Cornay, après avoir établi exprès la genèse sur le matérialisme le plus complet, et, par conséquent, le plus erroné, démontre qu'elle ne pouvait se produire que par le plus pur spiritualisme d'une cause immatérielle et divine. — Paris, 22 mai 1862. 2 fr.

Principes de Physiologie et Exposition des formules des forces vitales, etc., etc., grand in-18.......................... 1 fr. 50

PARIS. — IMP. CENTRALE DES CHEMINS DE FER DE NAPOLÉON CHAIX ET Cⁱᵉ, RUE BERGÈRE, 20.—5086

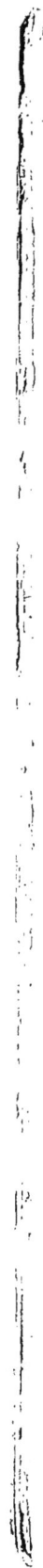

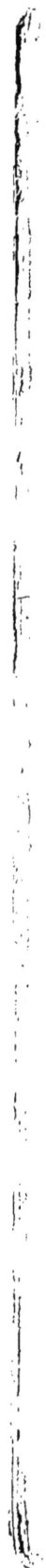

www.ingramcontent.com/pod-product-compliance
Lightning Source LLC
Chambersburg PA
CBHW071221200326
41519CB00018B/5624